Aktive Sterbehilfe?
Zum Selbstbestimmungsrecht des Patienten

Aktive Sterbehilfe?

Zum Selbstbestimmungsrecht des Patienten

Herausgegeben von Walther Gose,
Herbert Hoffmann und Hans-Gerd Wirtz

Paulinus

Die Deutsche Bibliothek – CIP-Einheitsaufnahme

Aktive Sterbehilfe? : zum Selbstbestimmungsrecht des Patienten /
hrsg. von Walther Gose ... – 1. Aufl. – Trier : Paulinus, 1997

ISBN 3-7902-0071-9

© Paulinus Verlag, Trier
1. Auflage 1997
Umschlaggestaltung: Wolfgang Heid
Umschlagfoto: Bavaria
Gesamtherstellung: Paulinus-Druckerei GmbH, Trier
ISBN 3-7902-0071-9

Vorwort

Aktive Sterbehilfe oder ›Tötung auf Verlangen‹ schwerstkranker und sterbender Menschen ist zu einem nicht nur in Fachkreisen vielbesprochenen Thema geworden; es ist im Begriff, zunehmend einen wichtigen Platz in der öffentlichen Diskussion einzunehmen. Die Gründe hierfür sind vielfältig: Da besteht die verbreitete Furcht vor einer nur lebensverlängernden Apparatemedizin, welche die Würde des menschlichen Lebens verletzt; nicht vergessen ist das allgemeine Interesse an der ›Gesellschaft für humanes Sterben‹ und deren damaliges Eintreten für die ›Tötung auf Verlangen‹; auch die breite Diskussion um die holländische Gesetzgebung und Rechtsprechung trug wesentlich dazu bei; schließlich hat der heutige Individualismus mit seiner Betonung der Autonomie des einzelnen die Reichweite des Selbstbestimmungsrechtes des Patienten – angesichts von Sterben und Tod – zu einer besonders drängenden Frage werden lassen.

Daher gehen von dem Problem der aktiven Sterbehilfe schwierige und beunruhigende Fragen aus, deren Beantwortung unmittelbar verknüpft ist mit den Grundlagen unserer sittlichen Ordnung: Gibt es tatsächlich ein ›Recht‹, über das eigene Leben zu verfügen, und kann dieses ›Recht‹ auf andere übertragen werden? Wäre aber dann eine Ablehnung der ›Tötung auf Verlangen‹ ein Verweigern christlicher Barmherzigkeit? Oder kann das generelle Tötungsverbot aufrecht erhalten werden, wenn die Selbsttötung in unserer Rechtsordnung straffrei gestellt ist?

In der Diskussion scheinen zwei Prinzipien miteinander in einen Gegensatz zu treten: zum einen der Grundsatz des Selbstbestimmungsrechtes, das auch die Arzt-Patienten-

Beziehung bestimmt, zum anderen der Grundsatz des nicht nur strafrechtlich gegebenen, sondern auch berufsethisch eigens begründeten Tötungsverbotes des Arztes. Der Gegensatz bleibt grundsätzlich auch dort bestehen, wo das Tötungsverlangen nicht an den Arzt, sondern an eine andere Person gerichtet wird.

In den kommenden Jahren wird dieser Prinzipienstreit die Diskussion sicherlich noch stärker beeinflussen. Deshalb besteht die dringliche Aufgabe, diese Kontroverse frühzeitig aufzugreifen, um schon jetzt einen Beitrag zur Klärung in der Sache zu leisten. Mit diesem Ziel haben die Katholische Akademie Trier und die academie weiskirchen der Caritas Trägergesellschaft Trier e.V. gemeinsam eine Fachtagung vorbereitet und unter starker öffentlicher Beteiligung am 31. Januar bis 2. Februar 1997 durchgeführt. Aus der Sicht verschiedener Fachrichtungen – nämlich der Theologie, Medizin, Rechtswissenschaft und Philosophie – und aus unterschiedlichen Grundhaltungen heraus wurde die Problematik ebenso vielseitig wie kontrovers beleuchtet und im Plenum diskutiert.

Die Vorträge dieser Tagung können hier nun vollständig vorgelegt werden. Die Herausgeber sind dabei zu vielerlei Dank verpflichtet: besonders an jeden der Autoren und an den Verlag. Um das Gelingen der Tagung hatte sich auch Herr Christoph Lang (Caritas Trägergesellschaft Trier) verdient gemacht.

Die Herausgeber

Inhalt

Vorwort   7

Udo Schlaudraff
Zwischen Konsens und Widerstand.
Was ist verhandelbar und was nicht?   9

Bert Gordijn
Die niederländische Euthanasie-Debatte   29

Norbert Hoerster
Rechtsethische Überlegungen zur Sterbehilfe   51

Gerhard Robbers
Euthanasie und die Folgen für
unsere Rechtsgemeinschaft   71

Johannes Gründel
Euthanasie aus Mitleid?
Ethisch-theologische Anfragen   89

Hans-Ludwig Schreiber
Gibt es ein Recht auf Selbstbestimmung
am Lebensende?   119

Ruth Mattheis
Euthanasie und gesellschaftlicher Auftrag
der Medizin – ein Widerspruch?   135

Verzeichnis der Autoren   145

Udo Schlaudraff

Zwischen Konsens und Widerstand
Was ist verhandelbar und was nicht?

Etwa 10 Kilometer von Loccum entfernt, mit dessen Evangelischer Akademie das Zentrum für Gesundheitsethik verbunden ist, liegt Wiedensahl, der Geburtsort des großen deutschen Humoristen und Zeichners Wilhelm Busch. Ich beginne mit den beiden Strophen seines Gedichtes *Die Nachbarskinder.*

> *Wer andern gar zu wenig traut,*
> *hat Angst an allen Ecken;*
> *wer gar zu viel auf andre baut,*
> *erwacht mit Schrecken.*
> *Es trennt sie nur ein leichter Zaun,*
> *die beiden Sorgengründer;*
> *zu wenig und zu viel Vertraun*
> *sind Nachbarskinder.*

Bei den allermeisten Problemen der Ethik – auch der Ethik der Medizin – geht es nicht um *Gut* oder *Böse*, um *Richtig* oder *Falsch*, sondern um mehr oder weniger richtig, um mehr oder weniger praktikabel, um nicht zu viel hiervon, aber auch nicht zu viel vom Gegenteil. Man kann immer nach links oder nach rechts vom Pferde fallen. Deswegen hat Reiten etwas mit der Kunst zu tun, auf einer beweglichen Unterlage das Gleichgewicht zu halten. In der Ethik ist das die Kunst, Deutlichkeit mit der Fähigkeit zum Kompromiß zu verbinden. Alle Ethik ist Konfliktethik. Da wo alle zufrieden sind mit dem, was üblich ist, wo niemand Einspruch erhebt, zeigen sich keine Konflikte. Da gibt es *Ethos*, Sitte, selbstverständliche Gepflogenheit. Erst wo

9

solche Selbstverständlichkeiten sich im Zusammenprall mit anderen Selbstverständlichkeiten als nur *scheinbar* selbstverständliche erweisen und ihre unbestrittene Gültigkeit verlieren, entsteht die Notwendigkeit, ethisch argumentierend herauszufinden, was verhandelbar ist und was nicht.

In der Mehrheit der Fälle wird man dabei mit dem aristotelischen Prinzip des gesunden Maßes auskommen: von nichts zuviel. Es geht um das jeweils vernünftige *Maß*. *Maß* ist als solches ein philosophischer Begriff, kein Meßinstrument.

Es geht um angemessene Beurteilungen, um Entscheidungen nach wohl bedachten Erwägungen, d.h. nachdem gewichtet worden ist, was für die eine oder die andere Lösung spricht. Dabei kommen Folgeabschätzungen ins Spiel, die notwendig Extrapolationen sein müssen; denn niemand kann in die Zukunft blicken. Bei den allermeisten ethischen Urteilen geht es um verabredete Grenzziehungen auf einer Gleitskala möglicher Zäsuren, die zu den extremen Rändern hin immer weniger kompromißfähig sind.

Die erste Aufgabe ethischer Vergewisserung besteht deswegen darin, angesichts eines bestimmten Problems, bei dem Wertfragen betroffen sind, zu fragen, ob es sich um einen der Konflikte handelt, die durch Abwägen von Argumenten, durch Suche nach Konsens oder Kompromiß – also durch *maßvolle* Entscheidungen – zu regeln sind, oder ob es um Unterschiede von solcher Tragweite geht, daß »Welten« zwischen den Positionen liegen, die von den Konfliktparteien als unüberbrückbar erlebt werden, und die das unnachgiebige Nein, den Widerspruch und gegebenenfalls den Widerstand herausfordern.

Der griechische Geschichtsschreiber Herodot (490–425 v. Chr.) berichtet (III, 38), daß der Perserkönig Darius einmal alle Griechen in seiner Umgebung zusammenrufen ließ und sie fragte, um welchen Preis sie bereit seien, die Leichen ihrer Väter zu essen. Sie antworteten, daß sie dieses um keinen Preis der Welt jemals tun würden. Darauf ließ Darius indische Kalatier rufen, die die Sitte haben, Leichenteile ihrer Angehörigen zu essen. Sie wurden in Anwesenheit der Griechen – denen alles gedolmetscht wurde – gefragt, um welchen Preis sie die Leichen ihrer Verstorbenen verbrennen würden. Da schrien die Kalatier laut auf vor Entsetzen über das Ansinnen und baten den Herrscher, solche »gottlosen Worte« nie wieder zu sprechen.

Sind Beerdigungssitten verhandelbar? Für Antigone waren sie es nicht. Für sie war Widerstand geboten, weil Kreon die Grenzen überschritten hatte, die auch ein Inhaber von Staatsgewalt nicht überschreiten darf.

Ich denke, unsere Sympathien gehören den Griechen in dieser Darius-Geschichte, und sie gehören Antigone. Das dürfte unter uns zustimmungsfähig sein. Aber das alles ist lange her. Was hilft es dem Arzt in einer großen norddeutschen Hafenstadt, der sich unerwartet in folgender Situation vorfindet: In seine gynäkologische Sprechstunde kommt ein Ehepaar aus einem zentralafrikanischen Staat. Der Mann vertritt sein Land in einer großen Import-Export-Firma. Die Familie lebt seit einigen Jahren in besagter Stadt. Beide Ehepartner tragen vor, daß sie wünschen, der Arzt solle bei der achtjährigen Tochter des Paares die zu Hause in Afrika übliche Klitorisbeschneidung vornehmen. Das sei ein Teil ihrer heimatlichen Kultur und sie wollten nicht, daß dem Kind für der Zeit der vorgesehenen Rückkehr nach Afrika nachteilige Heiratschancen entstünden.

Was nun? Soll der europäische Arzt, darf der Arzt dieser Bitte entsprechen? Wenn ja, mit welcher Begründung? Wenn nein, mit welcher Begründung und mit welchen Folgen?

Ich will den Fall, der ein realistischer Fall ist, hier nicht weiter diskutieren. Ich will nur in Erinnerung rufen, daß wir uns alle innerhalb kultureller Selbstverständlichkeiten bewegen, die immer wieder sozusagen verifiziert werden müssen, dadurch daß wir entscheiden, ob wir sie noch so wollen. Wir können sie nach erneuter Überprüfung bestätigen, modifizieren oder reformieren und verändern, oder aber verwerfen und damit aufhören.

Kein Mensch, keine Gruppe, keine Partei, kein Staat, keine Kirche kommt ohne Unvereinbarkeitsbeschlüsse aus. Aber Unvereinbarkeitsbeschlüsse zu formulieren, ist nicht das Tagesgeschäft der Ethik. Ethik dient dem Leben nicht primär durch Abgrenzungsleistungen, sondern durch Integrationsleistungen. Sie fragt nach dem *Maß*, nach einer spannungsreichen Mitte zwischen den Extremen, d.h. nach Lebensmöglichkeiten, die konsensfähig sind, wobei es durchaus ein gedeihliches Zusammenleben im Konsens über bestehende Dissense geben kann.

So hat zum Beispiel die Erklärung der deutschen Bischofskonferenz und des Rates der EKD von 1989, *Gott ist ein Freund des Lebens*, gemeinsam gesagt, was man in der Abtreibungsfrage gemeinsam sagen konnte, *und* sie hat gemeinsam formuliert, worüber unverändert Dissens besteht. Hier ist gelungen, was ich eben die Fähigkeit zu *Deutlichkeit und Kompromiß* genannt habe. Hier ist also nicht der Abtreibungsdissens zur unübersteigbaren Trennlinie gemacht, sondern die Vorteile einer gemeinsamen Äußerung in den Fragen, in denen Übereinstimmung bestand, wurden als so überwiegend angesehen, daß selbst eine Frage von Leben und Tod (für das ungeborene Leben) demgegenüber zurückgestellt werden konnte, ohne sie zu verschweigen. Es ist also eine – und nun gebrauche ich das umstrittene Wort – *utilitaristische* Abwägung zugelassen worden, obwohl in einer fundamental-deontologischen oder kategorischen Frage konträre Ansichten bestehen, nämlich darüber, welche Konsequenzen aus einem Satz wie »Schwangerschaftsabbruch soll nach Gottes Willen nicht sein« zu ziehen sind. Der Verzicht auf moralischen Rigorismus ermöglicht eine gegenseitige »Anerkennung

12

unter Vorbehalt«, so jedenfalls hat Otfried Höffe das genannt.[1] Oder mit Hermann Lübbe ausgedrückt: Hier ist es nicht zum »Triumph der Gesinnung über die Urteilskraft« gekommen.[2]

Hinter dem, was ich damit sage, steht die immer wieder vorkommende Erfahrung, daß an unser Zentrum die Erwartung herangetragen wird, Ethik solle vor den Verunsicherungen schützen, die der rasche gesellschaftliche Wandel und die hohen Innovationsraten unserer Zeit mit sich bringen. Der Tenor ist etwa immer gleich: Wie gut, daß unsere Landeskirche jetzt so ein Zentrum hat; nun sagt *ihr* denen mal, wo es lang geht und wo es nur ja nicht lang gehen darf! Dieser Erwartung darf natürlich so nicht nachgekommen werden.

Es ist nicht primäre Aufgabe der Ethik, vor einer als bedrohlich empfundenen Zukunft zu schützen, sondern sie hat eine doppelte Aufgabe: einerseits auf die Bewahrung moralischer Werte zu achten und an der Kontinuität unserer kulturellen Traditionen mitzuwirken, andererseits aber auch an der Zukunftsfähigkeit der Gesellschaft zu arbeiten und – wie eine gute Rechtsprechung das auch tut – mit Phantasie und Augenmaß die kreative Weiterentwicklung des Bewährten zu befördern. Dazu gehören in gleicher Weise Mut wie Besonnenheit »zwischen Allmachtsillusionen und Überängstlichkeit«, um noch einmal Otfried Höffe zu zitieren.

Nachdem ich dieses – wie ich hoffe in aller Deutlichkeit – gesagt habe, ist nun aber auch zu sagen, daß das aristotelische Prinzip der maßvollen Mitte seine Grenzen hat. Zwischen Wahrheit und Lüge kann es keinen auszuhandelnden

---

[1] O. Höffe, Kategorische Rechtsprinzipien – Ein Kontrapunkt der Moderne (Suhrkamp, 1990, S. 13).
[2] H. Lübbe, a. a. O., S. 75.

13

Kompromiß geben. Zwischen der Einehe und der Vielehe ist nicht die Bigamie der gesunde Mittelweg. Sondern Gesellschaften und Kulturen müssen sich entscheiden, welche Form oder welche Formen des Zusammenlebens sie bevorzugt gelten lassen wollen, gleichberechtigt nebeneinander zulassen wollen oder auch gar nicht dulden wollen. Unser deutsches Grundgesetz sieht in Artikel 6 den besonderen Schutz der staatlichen Ordnung für Ehe und Familie vor, und damals war selbstverständlich nur an die Einehe nach christlichem Vorbild gedacht. Aber der Artikel war von Anfang an umstritten und gehört nicht zu den unveränderbaren Bestandteilen der Verfassung.

Ich will damit daran erinnern, daß es immer wieder im Leben Situationen geben kann und gibt, in denen ein kategorisches Nein erforderlich ist, wo Unvereinbarkeiten festzustellen sind; aber daß auch diese Situationen an bestimmte historische und geistesgeschichtliche Konstellationen gebunden sind, so daß Entscheidungen, die in der gegebenen Situation zu recht als Entscheidung in der Bekenntnissituation empfunden wurden – also im *status confessionis*, in dem Widerstand notfalls bis zum Maryrium geboten ist –, daß trotzdem später, unter veränderten Bedingungen, solche Entscheidungsnotwendigkeiten an Schärfe verlieren, bis dahin, daß es sinnlos wird, weiterhin an ihnen festzuhalten. Ich nenne als Beispiel die *Leuenberger Konkordie* der Reformationskirchen lutherischer und calvinistischer Herkunft. Die haben 1973 verabredet, daß die Unterschiede in der Abendmahlsauffassung, die einmal kirchentrennende Wirkung hatten – in ihrer zeitgeschichtlichen Bedingtheit verstanden – heute die Abendmahlsgemeinschaft zwischen den Kirchen nicht mehr verhindern.

Unter Beachtung der Dimension geschichtlicher Entwicklung kann sich das Feld konfliktträchtiger Themen, bei denen die Suche nach Konsens oder Kompromiß oder »Anerkennung unter Vorbehalt« richtig ist, noch einmal erweitern, so daß das Feld, auf dem kategorial Widerstand zu leisten ist, als noch kleiner einzugrenzen ist. Ich sage nicht, daß es verschwindet. Die historische Relativierung macht nicht aus jedem Nein ein Jein. Es kommen ja auch neue Konfliktkonstellationen dazu, in denen neue Grenzziehungen vorgenommen werden müssen zwischen dem, was zu billigen und dem, was nicht zu billigen ist, zwischen dem, was verhandelbar und dem, was nicht verhandelbar ist.

Ich wähle als Beispiel die umstrittene Bioethikkonvention des Europarates, die jetzt *Menschenrechtskonvention zur Biomedizin* heißt. Sie ist vom Ministerkomitee des Europarates (nicht: der Europäischen Gemeinschaft!) im November 1996 mehrheitlich gebilligt worden. Sie geht nun in den Prozeß der Ratifizierung durch die Parlamente der 40 Mitgliedstaaten des Europarates.

Die deutsche Bundesregierung hat im Ministerkomitee der vom Lenkungsausschuß der Parlamentarischen Versammlung unter Streit und heftigen Geburtswehen erarbeiteten Vorlage nicht zugestimmt. Meines Erachtens zu Recht, denn die Artikel 17 und 18 der Konvention widersprechen gegenwärtig gültigem deutschen Recht. Artikel 17 formuliert Bedingungen, unter denen medizinische Forschung an Menschen zulässig sein soll, die nicht in der Lage sind, eine entsprechende Aufklärung zu verstehen und die infolge dessen ihren *informed consent*, ihre Zustimmung zu dem Forschungsvorhaben nicht geben können. Dieses steht in Gegensatz zum deutschen Arzneimittelgesetz. Und in Artikel 18 heißt es: »Soweit das Recht Forschung an Embryonen in vitro zuläßt, ist ein angemessener Schutz (engl. *adequate protection*) für den Embryo zu gewährleisten. Die Erzeugung menschlicher Embryonen zu Forschungszwekken ist verboten.« Das erlaubt verbrauchende Forschung an sogenannten überzähligen Embryonen, die bei der Methode der in-vitro-Fertilisation entstehen (bzw. entstehen können). Und genau das schließt das deutsche Embryonen-

15

schutzgesetz bewußt aus. Zur Vermeidung von Mißverständnissen sei hinzugefügt: Forschungen am Embryo, die den Embryo nicht gefährden, zum Beispiel an Stoffwechselprodukten, sind auch in Deutschland zulässig.

Wenn man sich die Reaktionen darauf in der deutschen Medienlandschaft ansieht, drängt sich – jedenfalls mir – der Eindruck auf, die Stimmen der Empörung und der Ablehnung seien in der Überzahl, gerade auch im kirchlichen Bereich. Auch die Synode meiner Hannoverschen Landeskirche hat mit einer Entschließung auf die mehrheitliche Entscheidung des Ministerkomitees reagiert. Darin wird der Landesbischof aufgefordert, die ablehnende Entschließung den niedersächsischen Bundestagsabgeordneten und der Bundesregierung mit einem nachdrücklichen Anschreiben zugänglich zu machen. In dem Synodalbeschluß heißt es, Forschung an Einwilligungsunfähigen und an menschlichen Embryonen dürfe *grundsätzlich nicht in Frage kommen*.

Unser Zentrum hat gegen diese undifferenzierte Ablehnung Einspruch erhoben. Dem Wortlaut nach ist nicht ganz klar, ob die Synodalen das Wort *grundsätzlich* im Sinne eines kategorischen Widerspruchs meinen, der keine Form modifizierender Bedingungen zuläßt, oder ob die juristische Form des Gebrauchs von *grundsätzlich* vorliegt, wonach zwar im Grundsatz etwas ausgeschlossen sein soll, was in besonderen Fällen dann aber doch möglich sein darf. Außerdem wird in beiden Fällen mit der Gottesebenbildlichkeit und mit der Verletzung der Menschenwürde argumentiert. Wir halten das für falsch.

Es geht hier um unterschiedliche Sachverhalte, die zwar dicht beieinander liegen, die aber gleichwohl zu unterscheiden sind. Es ist etwas anderes, darüber zu befinden, ob die Schutzstandards ausreichend formuliert sind, wenn man einwilligungsunfähigen Menschen eine minimale Belastung und ein minimales Risiko *(minimal burden, minimal risk)* zumuten will, als wenn die Konvention dem Gesetzgeber der beteiligten Länder völlig vage freistellt zu definieren, was im Falle von Embryonenforschung unter »adäquatem Schutz« verstanden werden soll.

Sollen zum Beispiel Menschen, die therapiebedingt – etwa sediert auf einer Intensivstation liegend – keine Zustimmung geben können, kategorial von jeder Forschung ausgeschlossen sein? Oder ist es statthaft, zum Beispiel Körpersäfte, Speichel, Ausscheidungen und auch abgenommenes Blut nicht nur zur Therapiekontrolle zu untersuchen, sondern auch zum systematischen Vergleich der Daten mit denen anderer Patienten, die in derselben Lage sind, mit dem erklärten Ziel, eine etablierte Standardtherapie zu verbessern oder – viel wichtiger noch – überhaupt erst eine wirklich wirksame Therapie zu finden und zu entwickeln? Und wenn man das für Intensivpatienten für statthaft halten kann, muß es dann für Kinder, die noch nicht einwilligen können, oder für geistig Behinderte oder etwa Alzheimer-Patienten unter allen Umständen ausgeschlossen bleiben? Natürlich nimmt der Anspruch, der an die Schutzerfordernisse zu stellen ist, mit abnehmender Zustimmungsfähigkeit zu. (Hans Jonas spricht in diesem Zusammenhang von einer abnehmenden Stufung der Zulässigkeit von Forschung.) Aber heißt das, daß wir auf den möglichen Erkenntnisgewinn, der nur an Patienten dieser Altersgruppe oder dieser spezifischen Krankheitsgruppe gewonnen werden kann, ohne jede Ausnahme verzichten müssen? (Schwangerschaftsforschung kann auch nur mit Schwangeren stattfinden.) Muß der Staat, im Interesse der Wahrung allgemeiner Kulturgüter, es solchen Angehörigen verbieten, ihre stellvertretende Zustimmung zu geben, die in vertrauensvoller Zusammenarbeit mit den Ärzten ihrer Schutzbefohlenen bereit sind, in deren Teilnahme an Forschung einzuwilligen, die ihnen im Hinblick auf andere Menschen einleuchtet, die zukünftig an derselben Krankheit leiden, und für die es noch keine Therapiemöglichkeiten gibt? Oder ist dies ein Fall, in dem die alte Regel *abusus non tollit usum* (der Mißbrauch hebt den Brauch nicht auf) nicht gilt? Oder hat jemand den Mut zu sagen, er wisse schon vorher, wann, bei wem, welche Forschung keine Aussicht auf verbessernde Erfolge bringen kann?

Mich macht es jedenfalls nachdenklich, wenn amerikanische Freunde, die in der dortigen Medizinethikdiskussion zu Hause sind, mir sagen, nach ihrer Einschätzung hätte der Salk-Impfstoff gegen Polio (Kinderlähmung) heute kaum noch eine Chance entwickelt zu werden, weil bei immer mehr Eltern das Sichterheitsbedürfnis größer sei als die Risikobereitschaft. Mit anderen Worten: Man kann und muß darüber streiten, ob die definierten Schutzstandards für Menschen, die sich selbst nicht schützen können, ausreichend, deutlich und sicher genug sind. Man sollte aber nicht darüber streiten, ob dieses überhaupt ein zulässiger Streit ist. Überlegungen zur möglichen Akzeptanz sind nicht der erste Schritt zum nächsten Holocaust. Die Argumente der drei Länder, die der Bioethikkonvention bisher nicht zugestimmt haben, haben die anderen europäischen Partner bisher jedenfalls nicht überzeugt.

Wir haben also auch auf diesem ethischen Gebiet ein Europa unterschiedlicher Geschwindigkeiten. So wie wir damit leben müssen, daß wir Nachbarn und politische Partner haben, die noch die Todesstrafe ausüben, so werden wir auch damit leben müssen, daß es keinen gesamteuropäischen Konsens darüber gibt, welche Formen von Forschung an Einwilligungsunfähigen für mit der Menschenwürde vereinbar gehalten werden oder nicht.

Aus meiner Sicht ist Artikel 17 der geplanten Konvention zwar verbesserungsbedürftig, (zum Beispiel Berichts- und Publikationspflicht bei solchen Forschungsvorhaben) aber kein Grund, solche Forschungen kategorisch abzulehnen.

Anders sehe ich das bei Artikel 18. Es ist sicherlich ein ganz großer Gewinn, wenn 40 Staaten in Europa sich durch Beitritt zu der Konvention verpflichten, die Erzeugung menschlicher Embryonen zu Forschungszwecken zu verbieten. Dieser zweite Satz des Artikels ist nur zu begrüßen. Aber er wird erkauft mit dem Zugeständnis an die ungenannt bleibenden Länder, in denen bereits verbrauchende Embryonenforschung stattfindet, vornehmlich England. Verbrauchende Embryonenforschung aber heißt, daß menschliches Leben, das, wenn es die Chance bekäme, sich zu entwickeln, nichts anderes würde als ein heranwachsender Mensch, daß dieses Leben Prozeduren unterworfen wird, die es nicht überleben kann. Hier ist für mich das Tötungstabu im Spiel. Biblisch gesprochen: das fünfte Gebot. Forschung, die nicht etwa ein gewisses Restrisiko in Kauf zu nehmen bereit ist, sondern die von vornherein so angelegt ist, daß das Forschungsobjekt die Forschung nicht überleben kann – solche Forschung will ich nicht zum Normalfall unseres Wissenschaftsbetriebes gemacht sehen.

Hier halte ich es mit der »Gemeinsamen Erklärung« *Gott ist ein Freund des Lebens* von 1989: »Gezielte Eingriffe an Embryonen ... die ihre Schädigung oder Vernichtung in Kauf nehmen, sind nicht zu verantworten – und seien die Forschungsziele noch so hochrangig. ... Schon die kleinste Bewegung in Richtung auf die Zulassung verbrauchender Forschung an Embryonen überschreitet eine wesentliche Grenze.«[3] Ich füge hinzu: das gilt um so mehr, als der Embryo in-vitro seine Existenz einer bewußt gewollten Tat menschlicher Planung unter ärztlicher Mitwirkung verdankt. Die damit gegebene höhere Verantwortung von mindestens drei Personen (die Frau, von der das zu befruchtende Ei stammt, der Mann, dessen Spermien verwen-

---

[3] S. 64/65.

det werden, und ein spezialausgebildeter ärztlicher Helfer oder Helferin) wird unterlaufen, wenn man sie durch Verweis auf andere Verwendungsziele verschiebt und damit gerade nicht übernimmt. Wenn menschliches Leben, das seine Entstehung meiner Mitverantwortung verdankt, sich meiner Schutzverpflichtung nicht mehr sicher sein kann, was soll dann Verantwortung noch bedeuten?

Ein bißchen töten geht so wenig, wie ein bißchen schwanger sein. Wenn darüber kein Konsens möglich ist, kann das Problem nicht durch Kompromisse gelöst werden, dann ist Widerstand und nicht nachlassender Widerspruch geboten.

Ich habe damit das Kriterium angesprochen, das für mich das schlechthin ausschlaggebende ist: das Tötungsverbot. Natürlich kenne ich die klassischen Ausnahmen, bei denen es auch bleiben wird, die Selbstverteidigung, die Konfliktsituation, wo ich ein Leben nehmen muß, um ein anderes zu retten, zum Beispiel in der Geburtshilfe, wenn entweder nur die Mutter oder nur das Kind eine geburtsunmögliche Lage überleben kann, bis hin zum selektiven Fetozid. Aber als Regelfall, außerhalb extrem seltener, tragischer Dilemmasituationen, kann intendiertes Töten, absichtlich herbeigeführte Lebensverkürzung eines anderen menschlichen Lebens durch einen Menschen nicht in Frage kommen.

Ich gehe dabei davon aus, daß die Entwicklungen der modernen Medizin die alte Grenze zwischen aktiver und passiver Sterbehilfe zu einer hautdünnen Membran haben werden lassen. Aber diese Membran gibt es. Wir bewegen uns nicht in einer Grauzone, in der keinerlei Konturen zu erkennen wären.

Die Aufgabe der Medizin ist es nie gewesen, *den Tod* zu besiegen, sondern den *vorzeitigen* Tod. Das vermeidbare Leid ist vom unvermeidbaren zu unterscheiden. Deswegen muß die Medizin in jeder Phase ihrer Entwicklung wieder neu lernen, »die alte Kunst des rechtzeitigen Unterlassens gleichrangig neben den richtigen Eingriff zu stellen« (Fritz Hartmann).

Die Zeichen mehren sich, daß dieser Lernprozeß unter Medizinern in Gang gekommen ist. Die Medizin hat angefangen, über das Abschalten ihrer »schnellen Brüter« nachzudenken. Insbesondere Intensivmedizin und Onkologie (beides interdisziplinäre Fächer!) fragen verstärkt nach dem richtigen Maß der Anwendung ihrer Möglichkeiten.

Das bundesweite Modellprojekt »Palliativstationen« hat einen Defizitbereich aufgegriffen. Die Deutsche Krebsgesellschaft hat im September 1996 zusammen mit der Akademie für Ethik in der Medizin in Göttingen öffentlich über »Grenzen der Therapie und Sterbehilfe« diskutiert. Die Deutsche Gesellschaft für Medizinrecht hat sich zusammen mit der Sertürner-Gesellschaft im August 1996 in Einbeck des Problems der immer noch mangelhaften Schmerztherapie angenommen. Und der Chirurgiekongreß 1996 in Berlin hat den Entwurf für eine Leitlinie »Therapiebegrenzung und ärztliche Sterbebegleitung« zur Diskussion gestellt. Darin heißt es: »Die Deutsche Gesellschaft für Chirurgie erkennt an, daß auch Behandlungsbegrenzung zum ärztlichen Behandlungsauftrag gehören kann.« Damit wird – endlich – darauf reagiert, daß der Bundesgerichtshof in einer Reihe von Grundsatzurteilen die Ärzteschaft vom Druck der Defensivmedizin befreit hat.

Bereits 1984 hatte er klargestellt: »Angesichts des bisherige Grenzen überschreitenden Fortschritts medizinischer Technologie bestimmt nicht die Effizienz der Apparatur, sondern die an der Achtung des Lebens und der Menschenwürde ausgerichtete Einzelfallentscheidung die Grenze ärztlicher Behandlungspflicht.« 1991 hat er die Beachtung des mutmaßlichen Willens von entscheidungsunfähigen Patienten zur Pflicht gemacht: »Die Ausschöpfung intensivmedizinischer Technologie ist, wenn sie dem wirklichen oder dem anzunehmenden Patientenwillen widerspricht, rechtswidrig.«

Dieser Sicht haben sich die beiden großen Kirchen Deutschlands mit ihren Aktionen und Publikationen zur »Woche für das Leben« 1996 angeschlossen. Sie haben dafür plädiert, das Sterben (wieder) als Teil des Lebens zu begreifen. Sie begrüßen mehr Palliativmedizin und sprechen sich nachdrücklich für die Hospizidee aus. Aber auch die Kirchen nehmen meines Erachtens nicht deutlich genug in den Blick, daß es nicht ausreicht, an der inneren Einstellungsänderung von Einzelpersonen zu arbeiten, sondern daß es in unserer Welt auch »Instrumente« dafür geben muß. Sie legen zum Beispiel keinen gemeinsamen Vorschlag für eine christliche Patientenverfügung vor, mit der nun Patienten – oder besser wir alle, bevor wir Patienten werden – auf die veränderten Bedingungen von medizinischer und rechtlicher Seite reagieren können.

Einzig die Evangelisch-lutherische Landeskirche in Bayern hat dies bisher getan. Sie hat den Vorschlag für eine Patientenverfügung sogar in ihrem Gesangbuch abgedruckt, und die lutherischen Kirchen von Thüringen und von Mecklenburg sind ihr darin gefolgt. Über Einzelheiten dieses Vorgehens wird man verschiedener Meinung sein dürfen; aber insgesamt, denke ich, sollten die Kirchen in dieser Frage ihre Mitglieder nicht ohne Orientierungsangebot lassen. Ärzte stehen, wenn es um Therapieverzicht, Therapiebegrenzung und Therapieabbruch geht, vor schwierigen Entscheidungen, und Christen sind es ihnen schuldig, den Beitrag zur Herstellung von Deutlichkeit zu leisten, der von Patientenseite aus dazu zu leisten ist. Es sollte üblich werden, eine *vorsorgliche Willensbekundung* darüber abzugeben, wie im Falle der eigenen Entscheidungsunfähigkeit verfahren werden muß, ob eine Patientenverfügung (living will, advance directive) vorliegt.

Kirchliche Häuser sollten nicht darauf warten, ob das auch bei uns gesetzlich geregelt wird. Im Gegenteil, sie sollten ihrerseits einen deutlichen Beitrag zur Entwicklung neuer Gepflogenheiten im Umgang mit den Möglichkeiten und den Grenzen heutiger Medizin leisten. Sie könnten bei dieser Gelegenheit als klares Profil kirchlicher Einrichtungen hervorheben: Weil Leben als von Gott anvertrautes Gut verstanden wird, kann sich jeder Patient und jede Patientin darauf verlassen, daß·

– niemand zu früh aufgegeben wird (Kirchliche Häuser werden sich in der Sorgfalt um Entscheidungen am Lebensende nicht übertreffen lassen wollen),
– Leben nicht um jeden Preis verlängert wird,
– Patientenwünsche und -wertvorstellungen so weit wie möglich berücksichtigt werden (solange Gesetz und Gewissen dem nicht entgegenstehen),
– jegliche Form aktiver Sterbehilfe (Lebensverkürzung mit Tötungsabsicht) nicht in Frage kommt.

Nun sind Patientenverfügungen kein Mittel zur Herstellung von gläubiger Gelassenheit. Es ist auch nicht auszuschließen, daß das Vorliegen einer Patientenverfügung, gegebenenfalls zusammen mit einer Betreuungsvollmacht, ärztlicherseits vielleicht einmal zu einer Entscheidung führt, die nicht im Sinne des Patienten war, aber umgekehrt ist die Wahrscheinlichkeit natürlich viel größer, zum Opfer einer unerwünschten Therapieentscheidung zu werden. Die Auseinandersetzung mit dem »Instrument« der Patientenverfügung bietet die Chance zu einem guten Mittelweg zwischen der Verdrängung des Todes und der Überbesorgnis um das eigene Sterben. Die christliche Patientenverfügung will alle Beteiligten von dem Druck entlasten, der von den Möglichkeiten der Maximalmedizin ausgeht. Sie will zu angemessenen ärztlichen Entscheidungen in Todesnähe den Beitrag leisten, der von Patientenseite aus zu leisten ist. Übererwartungen an Mediziner und Medizinerinnen sind genauso unchristlich wie Übererwartungen an die Medizin überhaupt.

Einen besonderen Aspekt will ich zum Schluß noch ansprechen. Es ist der der Selbsttötung. Hier sind wir in Deutschland in einer anderen Lage als die meisten unserer Nachbarländer. Ausgehend von Preußen unter Friedrich dem Großen ist in Deutschland seit über 200 Jahren der Selbstmord keine strafbare Handlung, genauer gesagt der versuchte Selbstmord, denn die gelungene Selbsttötung kann ja nicht mehr bestraft werden. Gänzlich anders zum Beispiel in den Niederlanden, die die Strafbarkeit der Selbsttötung erst im Zuge ihrer großen Strafrechtsreform Ende des vorigen Jahrhhunderts abgeschafft haben, oder gar in England, wo bis 1961 (!) der Suizid eine strafbare Handlung war. (Auf Suizidversuch stand Gefängnisstrafe.) Infolge dessen ist natürlich auch die Einstellung zur Beihilfe zum Selbstmord in Deutschland und in diesen Nachbarländern völlig unterschiedlich. Die Beihilfe zu einer Tat, die nicht strafbar ist, kann logischerweise nicht ihrerseits strafbar sein. Nicht so in England oder Holland. Dort fällt die Beihilfe zum Selbstmord unter den Begriff der Euthanasie und ist nach wie vor strafbar. Das *select committee* des *House of Lords* unter Vorsitz von Lord Walton of Detchant, das eingesetzt worden war, um zu überprüfen, ob und gegebenenfalls welche Folgen die Entwicklungen in Holland für die englische Gesetzgebung haben könnten oder sollten, hat das jetzt noch einmal ausdrücklich bestätigt. Deswegen auch die Aufregung über den Fall der Patientin aus dem Nordterritorium in Australien, die sich mit Hilfe einer vom Arzt konstruierten Vorrichtung selbst die lebensbeendende Injektion gegeben hat.

Bei uns wäre das rein rechtlich kein Problem. Vielleicht erinnern Sie sich an die Patientin Emmy F., der Professor Julius Hackethal den Becher mit Zyankali ins Zimmer gebracht hat. Sie trank ihn selbständig und starb daran – im übrigen fürchterlich, weil Zyankali nun wirlich keine elegante Methode ist, das Leben zu beenden. Das Gericht, vor dem Hackethal daraufhin angeklagt werden sollte, nahm die Klage gar nicht erst an. Das ist in Deutschland eindeutig. Selbsttötung und Beihilfe zur Selbsttötung sind straffrei. Freilich, der oder die Betreffende muß die Tatherrschaft haben, wie das juristisch heißt, also den entscheidenden Schritt zur Selbsttötung auch selber tun.

Rein rechtlich gibt es damit, wie gesagt, kein Problem. Viele Probleme gibt es damit aber auf der mitmenschlichen und seelsorgerlichen Ebene.

Es würde den Rahmen dieses Beitrages sprengen, darauf ausführlich einzugehen. Ich will darum zum Schluß von *einer* Erfahrung exemplarisch berichten:

»Ich werde von einer chirurgischen Station angerufen, die die Bitte eines Patienten weitergibt, der Seelsorger solle zum Gespräch zu ihm kommen. Ich treffe einen etwa 70jährigen Mann an, der in einem an die Wand gerückten Bett liegt, das zur zugänglichen Seite hin mit einem Gitternetz bespannt ist. Ich habe schon im Stationszimmer erfahren, daß der Patient vor allen Dingen nachts außerordentlich unruhig sei. Der Mann sieht blaß und abgemagert aus. Dagegen wölbt sich der Bauch trotz der Zudecke deutlich sichtbar hervor. Seine Diagnose ist mir mit »Tumorrezidiv nach Quénu-Operation vor einem Jahr« mitgeteilt worden. Es ist sofort zu sehen, daß der Mann Schmerzen hat. Trotzdem spricht er mich mit verständlicher Stimme an. Er sei schwerkrank, habe keine Aussicht auf Heilung, müsse unerträgliche Schmerzen aushalten, und deswegen wollte er nicht mehr leben. Er habe das den Ärzten schon mehrfach gesagt, aber die weigerten sich, ihn zu erlösen. (Er gebraucht diesen Ausdruck.) Darum möchte doch bitte ich, als Geistlicher, den Ärzten sagen, daß es moralisch nicht verwerflich sei, einen so schwer leidenden, schwerkranken

Menschen wie ihn durch die Spritze zu erlösen. Er selber gehöre nicht der Kirche an, denn er sei das Kind jüdischer Eltern. Er habe sich aber dem Judentum als religiöser Gemeinschaft nie zugehörig gefühlt. Wenn ich als Geistlicher – das wiederholt er betont – den Ärzten das sagen würde, dann hätte das doch ein ganz anderes Gewicht. Auch seine Frau wisse von seinem Wunsch, von diesem Leiden erlöst zu werden. Ich könne mich bei ihr vergewissern, daß er das mehrfach gesagt habe. Er bittet mich dringlich, seinen Wunsch bei den Ärzten zu unterstützen. Ich widerstehe dem und halte dabei seinem Blick, aus großen ängstlichen Augen auf mich gerichtet, stand. Ich sage ihm, daß ich die Bitte um aktive Tötung in keinem Falle unterstütze, biete aber an, daß ich ihn in seiner offenbar zum Verzweifeln schlimmen Lage nicht allein lassen werde, und bereit bin, täglich zu ihm zu kommen. Er stimmt dem nicht ausdrücklich zu, lehnt aber auch weitere Besuche nicht ab. Ich besuche ihn eine Woche lang täglich. Dabei wiederholt sich unser Gespräch vom ersten Besuch in geringfügigen Variationen. Aber er erträgt meine Nähe auch über längere Anwesenheit hin und fängt gelegentlich an, aus seinem Leben zu erzählen.

Am sechsten Tag schließlich fragt er mich, ob ich einen Brief für ihn schreiben würde (er selber ist absolut zu schwach dazu). Das bejahe ich selbstverständlich und hole mir aus dem Stationszimmer etwas zum Schreiben. Er diktiert dann, mit Namen und Adressen (aus dem Kopf), drei Briefe: einen an einen Freund, den er vor Jahren mit dessen Ehefrau betrogen hat. Die beiden anderen an Geschäftspartner, die er hintergangen hat. Nach den Diktaten liegt er schweigend und völlig erschöpft da. Nach langer Pause bringe ich meine innere Bewegung über das Gehörte zum Ausdruck und verabschiede mich mit der Zusage wiederzukommen, wie inzwischen üblich geworden.

Am anderen Tag berichtet mir die Schwester, daß er in

dieser Nacht ruhig gewesen sei. Der Patient lebte danach ein wenig auf. Er wurde mit Einverständnis seiner Frau, die Hilfe über eine Sozialstation organisiert hatte, nach Hause entlassen. Sie schrieb mir später, daß er einige Wochen danach friedlich gestorben sei. Der Patient hat mich übrigens nie danach gefragt, ob ich die Briefe abgeschickt hätte.

Wenn Sie diesen Patienten vor einer Videokamera seinen festen und wiederholten Willen um vorzeitige Beendigung seinen Lebens hätten sprechen lassen, würde der Film äußerlich einen kompetenten, wachen und zur Selbstbestimmung fähigen Menschen zeigen. Wenn seiner Bitte entsprochen worden wäre, hätte man einen Menschen um sein humanes Sterben betrogen.«[4]

Unser Menschsein wohnt nicht ausschließlich in der Ratio. Wir haben Tiefenschichten in uns, die sich aussprechen, meist in Bildern und Symbolen. Es ist lehr- und lernbar, auf diese Seite unserer Kommunikationsfähigkeit zu achten. Die von mir geschilderte Erfahrung ist kein Einzelfall. Wir vergehen uns an Menschen, wenn wir sie – unaufmerksam für diese Seite ihrer Befindlichkeit – praktisch zwingen, nur auf der rationalen Ebene zu kommunizieren. Gerade das Leben in Todesnähe eröffnet aber in vielen Fällen noch einmal ganz neue Lebensmöglichkeiten, die bis dahin verschlossen oder zugeschüttet waren. Wer meint, bis in die letzten Stunden seines Lebens hinein alles regelnd und planend in die Hand nehmen zu können oder zu müssen, wird in der Regel ein Idealbild von selbstbestimmtem Leben festhalten wollen, so als könne man mit bloßen Händen den verrinnenden Sand einer Sanduhr festhalten. In Wirklichkeit aber verrinnt in einer Sanduhr ja nicht nur etwas; es füllt sich auch etwas auf.

_____

[4] Aus: Anschütz/Wedler (Hrsg.), Suizidprävention und Sterbehilfe, Ullstein Mosby Verlag, 1996, S. 125.

Ich bin einmal aus dem Zimmer eines moribunden Patienten gekommen. Ein Pfleger auf dem Flur sprach mich mit unverhohlen aggressivem Unterton an: »Was nützt es denn dem noch, wenn Sie für ihn beten?« Ich antwortete: »Lassen wir den Patienten jetzt beiseite, darüber will ich nicht reden; aber ich will Ihnen sagen, was es mir nützt. Es hilft mir, angesichts von so viel Tod weder zu verzweifeln, noch abzustumpfen.«

Es gibt viele Arten, vor dem Tod zu fliehen. Die Diskussion über selbstbestimmtes Sterben kann eine davon sein.

Bert Gordijn

Die niederländische Euthanasie-Debatte

Thema dieses Beitrags ist die Darstellung der derzeitigen Euthanasie-Debatte in den Niederlanden. Zunächst definiere ich die beiden Begriffe ›Euthanasie‹ und ›medizinisch assistierter Suizid‹. Dann versuche ich einen geschichtlichen Abriß der Euthanasie-Problematik in den Niederlanden seit 1969. Im Anschluß erhelle ich die Euthanasie-Praxis an Hand empirischer Daten und gehe schließlich auf die zukünftigen Entwicklungen in den Niederlanden ein.

Begriffsklärung

Im Jahre 1985 legte man in den Niederlanden den Begriff der Euthanasie offiziell fest. Seither bezeichnet der Begriff ausschließlich ein ›*absichtlich lebensbeendendes Handeln durch eine andere als die betroffene Person, auf deren ausdrückliche Bitte hin.*‹[1] Der Terminus bezeichnet also erstens ausschließlich die aktive Tötung des Patienten durch jemand anderen, wobei als Handelnder in der Debatte über Euthanasie grundsätzlich ein Arzt unterstellt wird. Zweitens wird der Terminus eingeschränkt auf eine Tötung, die auf ausdrückliches und seriöses Verlangen des Patienten hin ausgeführt wird. Die Tötung durch den Arzt ohne das

---

[1] Diese Definition findet sich erstmals bei Leenen [1984], S. 333–378 (Übersetzung des Autors). Sie wurde später von der niederländischen Staatskommission (1985) sowie von der Ärztegemeinschaft KNMG der Niederlande übernommen.

Vorliegen einer entsprechenden ausdrücklichen Bitte des Patienten ist demnach keine Euthanasie. Begriffe wie ›aktive‹ bzw. ›direkte‹ oder ›frei gewählte Euthanasie‹ sind entsprechend der niederländischen Definition von Euthanasie ein Pleonasmus. Im Unterschied zur Euthanasie stellt der Arzt bei *medizinisch assistiertem Suizid* dem Kranken das todbringende Mittel zur Verfügung. Er wirkt zwar beim Suizid des Patienten mit, führt aber die konkrete Tötung nicht selbst durch.

Art. 293 des niederländischen Strafgesetzbuches, sieht für ›die Tötung eines anderen auf dessen ausdrückliche Bitte hin‹ ein Strafmaß von bis zu zwölf Jahren bzw. eine Geldbuße von fl. 100.000 vor. Die Tötung durch den Arzt ohne ausdrückliche Bitte des Patienten ist entsprechend der niederländischen Definition keine Euthanasie. Sie wird nach dortigem Recht wie Totschlag – siehe Art. 287 – bzw. Mord – siehe Art. 289 – geahndet. Laut Art. 294 wird medizinisch assistierter Suizid mit einem Strafmaß von bis zu drei Jahren bzw. einer Geldstrafe von fl. 25.000 geahndet. Wenn keine ausdrückliche Bitte des Patienten nach Tötung durch den Arzt vorliegt, fällt diese unter das Delikt ›Totschlag‹ (Art. 287 des niederländischen Strafgesetzbuches): Jemand, der absichtlich einen anderen seines Lebens beraubt, begeht Totschlag und wird dafür mit einer Gefängnisstrafe von bis zu 5 Jahren oder einer Geldbuße von bis zu 100.000 hfl. bestraft. Falls vorsätzlich gehandelt wurde, fällt die Tötung des Patienten sogar unter das Delikt ›Mord‹ (Art. 289 des Strafgesetzbuches). Der behandelnde Arzt erhält dann im schlimmsten Fall eine lebenslängliche Gefängnisstrafe. In den letzten Jahrzehnten hat sich jedoch allmählig eine Jurisprudenz entwickelt, nach welcher die betreffenden Ärzte mit hoher Wahrscheinlichkeit gar nicht erst vor Gericht erscheinen müssen oder aber – falls sie doch vorgeladen werden – straffrei ausgehen, wenn sie bestimmte Sorgfaltsbedingungen erfüllt haben.

Abriß der Debatte über Euthanasie in den Niederlanden

Man kann das Jahr 1969 als Beginn der Debatte über Euthanasie angeben. In diesem Jahr brachte der niederländische Arzt Jan Hendrik van den Berg ein Buch heraus mit dem Titel ›Medizinische Macht und medizinische Ethik‹. In Anbetracht des Faktums, daß die medizinische Möglichkeit zur Erhaltung schwer geschädigten Lebens rapide zugenommen hatte, propagierte er in seinem Buch eine neue Devise für die Ethik in der Medizin. Die bis dahin für den Arzt geltende Devise aus der Zeit medizinischer Ohnmacht laute dem Hippokratischen Eid entsprechend: Der Arzt hat das menschliche Leben zu erhalten, zu schonen und zu verlängern, wo und wann auch immer es nur *möglich* ist. Heute jedoch, in der Zeit neu aufgekommener medizinischer Möglichkeiten – verursacht durch die rasche Entwicklung neuer Techniken – solle die Devise lauten: Der Arzt hat das menschliche Leben zu erhalten, zu schonen und zu verlängern, wo und wann es *sinnvoll* ist.[2] Ist sein Handeln nicht länger sinnvoll, so soll es dem Arzt gestattet sein, das Leben des Patienten zu beenden. Dies kann auf zwei Weisen geschehen: entweder durch Abbruch lebenserhaltender oder -verlängernder Maßnahmen oder durch Tötung.[3] Die Thesen von van den Berg wurden damals aufgrund ihrer Kontroversität von einer breiten Öffentlichkeit heftig diskutiert.

Die 70er Jahre brachten eine Vertiefung der Diskussion unter den Ärzten, Ethikern und Juristen. Einer der ersten wichtigen richterlichen Beschlüsse in Sachen Euthanasie wurde 1973 in Leeuwarden getroffen. Man verurteilte damals eine Ärztin wegen Euthanasie-Ausübung an ihrer Mutter zu einer Woche Haft. Begründet wurde dieses mil-

---

[2] Van den Berg, S. 52.
[3] Ebd. S. 53.

de Urteil damit, daß die Mutter der Ärztin *unheilbar* krank war, daß sie ihr Leiden als *untragbar* erfuhr, daß sie sich bereits in der *Sterbephase* befand und daß die Tötung durch die Ärztin *auf ihre ausdrückliche Bitte hin* geschah. Seither spielen diese Zusätze in der Rechtsprechung eine wichtige Rolle.

Seit Beginn der 80er Jahre wurde hauptsächlich die Frage diskutiert, ob Tötung auf Verlangen unter bestimmten Bedingungen legalisiert werden soll. Im November 1989 ließ die gerade neue Regierung verlauten, die politische Debatte hinsichtlich der Legalisierung von Euthanasie zu verschieben, um empirische Daten über die Häufigkeit und die Art ihrer Durchführung in der medizinischen Praxis zu sammeln. Man bildete hierzu im Januar 1990 eine aus drei Ärzten und drei Juristen bestehende Kommission, nach ihrem Präsidenten ›Remmelink-Kommission‹ genannt. Diese wurde beauftragt, die medizinische Vorgehensweise im Hinblick auf Entscheidungen am Lebensende zu untersuchen. Im selben Jahr einigten sich die niederländische Ärztevereinigung ›KNMG‹ und das Justizministerium darauf, hinsichtlich Euthanasie und medizinisch assistiertem Suizid eine Meldeprozedur einzuführen, mit dem Ziel, deren Meldung im gesamten Land zu vereinheitlichen. Seit November 1990 müssen nun Ärzte Fälle von Euthanasie und medizinisch assistiertem Suizid dem zuständigen Leichenbeschauer melden, der diese anschließend zur weiteren Beurteilung an die Staatsanwaltschaft weiterleitet. Vor 1990 geschah diese Meldung, falls überhaupt gemeldet wurde, auf sehr unterschiedliche Weise entweder bei der Polizei, beim Leichenbeschauer oder direkt bei der Staatsanwaltschaft. Im September 1991 veröffentlichte die ›Remmelink-Kommission‹ die Ergebnisse ihrer Studie.[4] Die darauf folgende politische Debatte führte zu einer Gesetzesände-

---

[4] Vgl. Van der Maas et al. [1991].

rung, welche jedoch nicht das Strafrecht, sondern das Gesetz zur Leichenbestattung betrifft. Sie ist seit Juni 1994 in Kraft. Auf diese neue gesetzliche Regelung, welche die 1990 getroffene Vereinheitlichung der Meldeprozedur einschließt, möchte ich nun genauer eingehen:

Nachdem in den Niederlanden jemand verstorben ist, muß zu seinem Begräbnis oder seiner Kremation eine Erlaubnis vom zuständigen Standesbeamten eingeholt werden. Diese Erlaubnis wird erst dann gegeben, wenn dem Standesbeamten entweder ein Totenschein, ausgestellt vom behandelnden Arzt bzw. vom Leichenbeschauer, oder aber eine Erklärung des Staatsanwalts vorliegt mit dem Inhalt, daß gegen eine Bestattung des Verstorbenen keine Beschwerden vorliegen. Der behandelnde Arzt bzw. der Leichenbeschauer darf nur in dem Fall einen Totenschein ausstellen, wenn er die Überzeugung erlangt hat, daß der Tod als Folge einer natürlichen Todesursache, also Alter oder Krankheit, eingetreten ist. Euthanasie sowie Hilfe beim Suizid zählen zu den nicht-natürlichen Todesursachen. Eine nicht-natürliche Todesursache kann wie folgt umschrieben werden: jedes durch Vorsatz oder Schuld Dritter verursachte Sterben (auch Selbstmord, der natürliche Folge eines seelischen Leidens ist), sowie das Sterben aufgrund Unfall oder höherer Gewalt, die nicht durch Menschen verschuldet ist.[5] Der behandelnde Arzt darf daher, wenn er Euthanasie oder medizinisch assistierten Suizid ausgeführt hat, keinen Totenschein ausstellen. Er muß den Leichenbeschauer kommen lassen, der dann die Staatsanwaltschaft einschaltet. Stellt der Arzt doch einen Totenschein aus, macht er sich nach Art. 81 des Leichenbestattungsgesetzes strafbar. Im Falle des Todeseintritts nach Einstellung bzw. Nicht-Behandlung aufgrund medizinischer Abwägungen, die besagen, daß eine Weiterbehand-

---

[5] Vgl. Kalkman-Bogerd [1994], S. 208.

lung sinnlos ist, oder nach einer starken Dosis Schmerzmittel darf der Arzt einen Totenschein ausstellen.[6]

Anhand der Antworten des Arztes auf eine Liste von Fragen, die sich im Anhang an das Gesetz zur Leichenbestattung befinden und die der Leichenbeschauer in Form eines Vordrucks dem Arzt zur Beantwortung aushändigt, untersucht die Staatsanwaltschaft, ob eine Strafverfolgung entsprechend Art. 293 oder 294 eingeleitet werden muß. Liegen nämlich bestimmte Umstände vor, so kann der behandelnde Arzt den Tatbestand ›Übermacht‹ im Sinne eines Notzustandes als Rechtfertigungsgrund für seine Tötung oder Hilfe zum Suizid geltend machen. Art. 40 des niederländischen Strafgesetzbuches lautet: ›Wer unter einem nicht zu widerstehenden Druck zu einem Verbrechen gezwungen wird, ist nicht zu bestrafen.‹ Der Notzustand, in welchem sich der behandelnde Arzt befindet, entsteht aus dem Konflikt von zwei Pflichten, denen er unterliegt: eine der beiden liegt in der Achtung des Lebens des Patienten, die andere darin, einen Menschen aus seinem untragbaren Leid zu erlösen.[7] Tötung auf Verlangen und Hilfe zum Suizid bleiben an sich zwar strafbar, doch aufgrund des Vorliegens von Übermacht sieht das Gericht dann von einer Strafverfolgung ab. Aus der im Laufe der Zeit entwickelten Jurisprudenz lassen sich die Bedingungen herausfiltern, bei deren Vorliegen der Tatbestand ›Übermacht‹ geltend gemacht werden kann, also keine Strafverfolgung eingeleitet wird. Diese sogenannten ›Sorgfaltsbedingungen‹ lassen sich, wie folgt umschreiben[8]:

1. Dem Arzt muß ein *ausdrückliches*, *freies* und *beständiges* Verlangen des über seinen Zustand *vollständig* unterrichteten Patienten nach Tötung vorliegen.

---

[6] Vgl. Kalkman-Bogerd [1994], S. 208.
[7] Vgl. Kalkman-Bogert [1994], S. 209.
[8] Vgl. Kalkman-Bogerd [1995] S. 222 f.

2. Es muß die Rede sein von einem *untragbaren* Leiden des Patienten.

3. Der Patient muß sich in einem *irreversiblen, unheilbaren* Zustand befinden. Ein Patient, der eine reelle Behandlungsalternative verweigert, kommt für Euthanasie oder medizinisch assistierten Suizid nicht in Frage.

4. Der Arzt muß einen weiteren, unabhängigen Mediziner zu Rate ziehen.

5. Allein der behandelnde Arzt oder ein Arzt, der mit diesem gemeinsam beratschlagt hat, darf dem Gesuch des Patienten nach dessen Sterbehilfe Gehör schenken.

6. Auf all sein Handeln muß der Arzt die *größtmögliche* Sorgfalt legen.

7. Schließlich hat der Arzt einen ausführlichen Bericht über den gesamten Fall zu erstatten. Beispielsweise sollte er mit dem Patienten über sämtliche möglichen Alternativen gesprochen oder die Mit-Zustimmung der nächsten Familienangehörigen zur Tötung des Patienten in die Überlegungen bezüglich seiner Handlungsweise mit einbezogen haben. Natürlich muß er die getroffenen Handlungsbeschlüsse sorgfältig ausführen.

Dieses Verfahren nennt man in den Niederlanden verkürzt ›Meldeprozedur-Euthanasie‹, obwohl sie ebenso für medizinisch assistierten Suizid sowie für Tötung des Patienten ohne dessen ausdrückliche Bitte Gültigkeit besitzt.

Im Juni 1994 ist die Meldeprozedur Euthanasie in die allgemeinen Verwaltungsanordnungen der Niederlande aufgenommen worden. Mit der Änderung in Artikel 10 des Gesetzes über die Leichenbestattung erhielt sie ihre gesetzliche Verankerung. Dieser Artikel beinhaltet seit der Änderung, daß das Melden einer Euthanasie-Ausübung nun auch formell beim Leichenbeschauer der zuständigen Gemeinde stattzufinden hat. In diesem Artikel finden sich zum einen das Modell-Meldeformular, welches der Leichenbeschauer in Fällen von Euthanasie, medizinisch-assistiertem Suizid etc. zusammen mit dem behandelnden Arzt auszufüllen hat, zum anderen eine Liste von Fragen, auf die der behandelnde Arzt in seinem schriftlichen Bericht an die Staatsanwaltschaft eingehen sollte. Aus dieser Liste und der angefügten Nota kann indirekt abgeleitet werden, welche Kriterien die Staatsanwaltschaft in ihrer Beurteilung über eine eventuelle Einleitung eines Strafverfahrens heranzieht. Diese Kriterien stimmen zum großen Teil mit den von der Oberstaatsanwaltschaft formulierten Sorgfaltsbedingungen überein. Mit der Einführung der Meldeprozedur zielte der Gesetzgeber der Niederlande auf folgendes ab:

Die Überprüfbarkeit von Handlungen, die eine Beendigung des Lebens des Patienten zur Folge haben, soll bleibend sicher gestellt werden.

Ärzte sollen über ihre lebensbeendenden Handlungen Auskunft geben,

das Wissen soll bezüglich sorgfältigen medizinischen Handelns unter den Ärzten vergrößert werden,

die Vereinheitlichung der Meldeweise soll gefördert werden.[9]

Im Oktober 1995 gab nun die Zweite Kammer eine empirische Studie in Auftrag mit dem Ziel, die Auswirkungen der Veränderung des genannten Leichenbestattungsgesetzes mit Blick auf die beabsichtigten Zwecke hin zu evaluieren. Der Untersuchungsauftrag lautete folgendermaßen: 1. Zu untersuchen ist, in wieweit, aus welchen Gründen heraus Ärzte Euthanasie, medizinisch assistierten Suizid oder lebensbeendendes Handeln ohne ausdrücklichen Wunsch des Patienten dem Leichenbeschauer der zuständigen Gemeinde melden bzw. nicht melden. 2. Zu untersuchen sind das Verhalten, die Erfahrungen und die Auffassungen der behandelnden Ärzte hinsichtlich lebensbeen-

---

[9] Vgl. Van der Wal & Van der Maas [1996], S. 25.

dendem Handeln sowie hinsichtlich der Frage, ob sich bei ihnen im Laufe der Jahre Veränderungen in den genannten Bereichen zugetragen haben. 3. Zu untersuchen sind die Erfahrungen sowohl der behandelnden Ärzte als auch der zuständigen Leichenbeschauer, der Staatsanwälte, der Gesundheitsinspektoren und der Oberstaatsanwälte hinsichtlich der Meldeprozedur Euthanasie.[10] Die Ergebnisse dieser Studie, welche unter der Leitung von Van der Wal und Van der Maas stand, wurden im November 1996 veröffentlicht (Van der Wal & Van der Maas [1996]). Die Untersuchung umfaßte vier Teiluntersuchungen: I. Interviews mit insges. 405 Ärzten (124 Hausärzten, 207 klinischen und 74 Pflegeheim-Ärzten). II. Untersuchung der tatsächlichen Todesursachen bei einer Stichprobe von ca. 7.000 Todesfällen in der Zeit zwischen Aug. und Nov. 1995. An die betreffenden Ärzte wurden Fragebögen versandt. III. Untersuchung der über den Leichenbeschauer der Staatsanwaltschaft gemeldeten Fälle von Euthanasie etc. Die betreffenden Ärzte sowie die Leichenbeschauer wurden größtenteils mündlich interviewt. Anschließend wertete man die aufgenommenen Daten aus. IV. Interviews (meistenteils wieder mündlich) der Mitbetroffenen, z.B. der Staatsanwälte und Oberstaatsanwälte, die bei bestimmten Fällen aktiv mitgewirkt haben.

Die Untersuchung weist bezüglich der mit der Einführung der Meldeprozedur anvisierten Ziele zusammengefaßt folgendes auf: Die angestrebte Vereinheitlichung der Meldung ist landesweit weitgehend erreicht worden. Annähernd alle gemeldeten Fälle von Euthanasie und medizinisch assistiertem Suizid wurden direkt dem Leichenbeschauer der zuständigen Gemeinde angezeigt, also nicht mehr der Polizei oder dem Staatsanwalt gemeldet – wie in der Zeit vor Einführung der Meldeprozedur häufig ge-

---

[10] Vgl. Van der Wal & Van der Maas [1996], S. 23.

schah. Leider werden jedoch noch immer verschwindend wenige Fälle von ›Tötung des Patienten ohne dessen ausdrückliche Bitte‹ gemeldet. Die juristische Überprüfbarkeit dieser Fälle hat also leider nicht zunehmen können. Bezüglich dieser Kategorie ärztlicher Entscheidungen konnte die eingeführte Meldeprozedur die gestellten Ziele demnach nicht erfüllen.

Weiter weist die Untersuchung aus, daß annähernd jeder Arzt in den Niederlanden von der Existenz von Sorgfaltsbedingungen ›in Sachen Euthanasie und anderen lebensbeendenden Handlungen‹ weiß. Auch kann beinahe jeder Arzt verschiedene dieser Bedingungen konkret nennen. Man geht daher in der Untersuchung davon aus, daß unter den niederländischen Ärzten bekannt ist, was im Zusammenhang mit Euthanasie und anderen lebensbeendenden Handlungen unter ›sorgfältigem medizinischen Handeln‹ verstanden wird. Auch ist das konkrete Handeln der Ärzte in diesem Bereich, verglichen mit jenem in der Zeit vor der Einführung der Meldeprozedur, unter verschiedenen Hinsichten sorgfältiger geworden: Die Anzahl der Fälle von ›Tötung des Patienten ohne dessen ausdrückliche Bitte‹ scheint leicht gefallen zu sein. Die Anzahl der Fälle, in denen der behandelnde Arzt einen weiteren Kollegen zu Rate zog, hat zugenommen, und die entsprechenden Konsultationen geschehen in den letzten Jahren professioneller. Auch die Anzahl der Fälle, in denen der Arzt einen schriftlichen Bericht angefertigt hat, ist gestiegen.

Im folgenden werde ich genauer auf die wichtigsten Resultate bezüglich der Praxis in Sachen Euthanasie, medizinisch assistierter Suizid und Tötung des Patienten ohne dessen ausdrückliche Bitte, sowie auf die Meldebereitheit unter den Ärzten eingehen.

Empirische Daten zur Euthanasie-Praxis in den Niederlanden seit 1990

Auch hier ist der Titel ›Euthanasie-Praxis‹ streng genommen zu kurz greifend, da neben den Daten zur Euthanasie auch Datten anderer Fälle von medizinischem Handeln am Lebensende, z. B. solche bezüglich medizinisch assistiertem Suizid oder Tötung ohne ausdrückliche Bitte des Patienten zur Sprache kommen.

Tabelle 1

	1995	1990
Anzahl der Sterbefälle insgesamt	135.700	128.800
Anzahl der von Patienten ausdrücklich gestellten Bitten um Euthanasie	9.700	8.900
Anzahl der tatsächlichen Euthanasie-Fälle	3.200	2.300
Anzahl der Fälle von medizinisch assistiertem Suizid	400	400
Anzahl der Fälle von Tötung des Patienten ohne dessen ausdrückliche Bitte	900	1.000

Vgl.: Van der Wal & Maas: Euthanasie en andere medische beslissingen rond het levenseinde, Den Haag, 1996, S. 90–95.

In den Niederlanden starben 1995 ca. 136.000 Menschen. Davon wurden in etwa 3.200 Sterbefällen Euthanasie durchgeführt (1990 betrug die Anzahl der Fälle 2.300 bezogen auf eine Gesamtzahl von ca.129.000 Sterbefällen). In 400 Fällen halfen 1995 die Ärzte beim Suizid ihres Patienten mit (diese Anzahl hat sich seit 1990 nicht verändert). Zusammen mit den Fällen von Euthanasie sind dies etwa 2,6 % sämtlicher Sterbefälle des Jahres 1995 (im Jahre 1990 waren dies 2 %). Jährlich verlangen bei klarem Bewußtsein etwa 9.700 Patienten ausdrücklich nach Sterbehilfe mit der Bitte, diese möge in absehbarer Zeit (d. h. innerhalb weniger Wochen) ausgeführt werden. Bei einer Gesamtzahl von 3.200 Euthanasie-Fällen entsprachen also die Ärzte den Wünschen der Patienten in etwa einem Drittel dieser Fälle. In etwa der Hälfte der Fälle wurde das Ersuchen des Patienten vom Arzt deshalb nicht ausgeführt, weil der Arzt dies verweigerte. In den meisten anderen Fällen verstarb der Patient noch während des Entscheidungsprozesses um Euthanasie bzw. medizinisch assistierten Suizid. In ungefähr 900 Fällen tötete der Arzt seinen Patienten, ohne daß dieser ihn ausdrücklich darum gebeten hatte. Dies entspricht einer Verringerung um 100 Fälle gegenüber 1990 (vgl. Van der Wal & Van der Maas [1996], S. 66).

Tabelle 2: Ärztliches Verhalten in Hinsicht auf Euthanasie und medizinisch assistierten Suizid in %

Euthanasie oder medizinisch assistierter Suizid	Hausärzte 1995 (n = 124)	Ärzte insgesamt 1995 (n = 405)	Ärzte insgesamt 1990 (n = 405)
Habe sie/ihn bereits einmal ausgeübt.	63	53	54
Habe sie/ihn noch nie ausgeübt, wäre aber unter Umständen dazu bereit.	28	35	34
Würde sie/ihn nie selbst ausüben, den Patienten jedoch an einen anderen Kollegen verweisen.	7	9	8
Würde sie/ihn weder selbst ausüben, noch den Patienten an einen anderen Kollegen verweisen.	2	3	4

Vgl.: Van der Wal & Van der Maas: Euthanasie en andere medische beslissingen rond het levenseinde, Den Haag, 1996, S. 51.

Aus Tabelle 2 ist ersichtlich, daß Euthanasie für die große Mehrheit der niederländischen Ärzte ein akzeptierter Bestandteil ihrer beruflichen Praxis ist. Mehr als die Hälfte der Ärzte haben sie bereits einmal ausgeführt. Weitere 35 % sind unter entsprechenden Umständen dazu bereit. Von allein 3 % der Ärzte wird Euthanasie bzw. medizinisch assistierter Suizid strikt abgelehnt. Hausärzte sind in besonders starkem Maße bereit, dem Verlangen des Patienten nach Sterbehilfe Folge zu leisten: 91 % aller Hausärzte wären bereit, ihren Patienten unter bestimmten Umständen

Sterbehilfe zu verschaffen; 63 % von ihnen haben dies bereits einmal getan. Es ist hierzu anzumerken, daß in den Niederlanden 40 % der Bevölkerung – 48 % der an Krebs Erkrankten – zu Hause sterben. Über die Hälfte sämtlicher Euthanasie-Handlungen werden zu Hause beim Patienten durchgeführt. Aus den letzten beiden Spalten der Tabelle 2 ist ersichtlich, daß sich zwischen 1990 und 1995, also seit Einführung der ›Meldeprozedur-Euthanasie‹ offenbar wenig verändert hat.

Tabelle 3: Ärztliches Verhalten in Hinsicht auf lebensbeendendes Handeln ohne entsprechende ausdrückliche Bitte des Patienten in % (Teiluntersuchung I)

lebensbeendendes Handeln ohne ausdrückliche Bitte des Patienten	Hausärzte 1995 (n = 124)	Gesamt 1995 (n = 405)	Gesamt 1990 (n = 395)
Habe dies bereits einmal getan.	23	23	27
Habe dies noch nie getan, wäre aber unter Umständen dazu bereit.	35	32	32
Würde dies nie selbst tun	42	45	41

Vgl.: Van der Wal & Van der Maas: Euthanasie en andere medische beslissingen rond het levenseinde, Den Haag, 1996, S. 65.

Laut Tabelle 3 beenteten 23 % der befragten Ärzte bereits einmal das Leben ihres Patienten ohne dessen ausdrückliche Bitte. 32 % der Ärzte haben dies nach eigener Aussage noch nie getan, wären aber unter Umständen dazu bereit. Etwas weniger als die Hälfte der befragten Ärzte gab an, nie selbst einen Patienten ohne dessen ausdrückliche Bitte töten zu wollen. Die gesamte Situation hat sich seit 1990 jedoch nicht sonderlich geändert. In 83 % der Fälle von Tötung ohne entsprechende ausdrückliche Bitte des Patienten gab es laut Angaben der befragten Ärzte keine Behandlungsalternativen mehr. In 77 % der Fälle wurde bereits Morphium zur Schmerz und/oder Symptombekämpfung gegeben, wobei letztere in gut der Hälfte, das heißt in

55 % der Fälle, nicht vollständig beseitigt werden konnten (vgl. Van der Wal & Van der Maas [1996], S. 69).

Tabelle 4: Krankheiten in % (Teiluntersuchung II)

Krankheiten	Euthanasie in 1995 (n = 257)	medizinisch assistierter Suizid in 1995 (n = 25)	Tötung ohne ausdrückliches Verlangen des Patienten in 1995 (n = 64)	Sterbefälle in 1995 in NL (n = 135675)
Krebs	80	78	40	27
Herz-Kreislauf-Erkrankungen	3	–	5	29
Erkrankungen des Nervensystems	4	6	22	11
Lungenerkrankungen	2	3	7	9
Andere Krankheiten	11	14	26	24

Vgl. Van der Wal & Van der Maas: Euthanasie en andere medische beslissingen rond het levenseinde, Den Haag, 1996, S. 54 u. S. 68.

Der Tabelle 4 ist zu entnehmen, daß die überwiegende Zahl der betroffenen Patienten unheilbar krebskrank war und nur noch eine Lebenserwartung von wenigen Wochen hatte. In 62 % der Euthanasie-Fälle betrug die Lebenserwartung der Patienten weniger als zwei Wochen, in 91 % der Fälle von Tötung ohne entsprechende ausdrückliche Bitte des Patienten sogar weniger als eine Woche (vgl. Van der Wal & Van der Maas [1996], S. 54, sowie S. 68). Andere Krankheiten, wie etwa Herz-Kreislauf-Erkrankungen oder Erkrankungen des Nervensystems, sind weniger starke Gründe für die Ausübung von Euthanasie, medizinisch assistierten Suizid bzw Tötung ohne ausdrückliche Bitte des Patienten. In 88 % der Fälle, in denen 1995 schließlich die Ausführung von Euthanasie und medizinisch assistiertem Suizid beschlossen wurde, bestand die Behandlung des Patienten zu dieser Zeit nur noch in der Linderung des Leidens, in 9 % der Fälle bestand sie aus lebensverlängernden Maßnahmen, wie zum Beispiel künstlicher Ernährung oder Beatmung. Nach Ansicht der Ärzte gab es in 83 % der Fälle aktiver Lebensbeendigung keine weiteren Behandlungsalternativen mehr. In den restlichen Fällen, in denen noch Behandlungsalternativen denkbar gewesen wären, wollte der Patient jedoch keinen Gebrauch mehr davon machen. Eine Veränderung gegenüber den Zahlen von 1990 ist nicht festzustellen (vgl. Van der Wal & Van der Maas [1996], S. 55).

Tabelle 5: Gründe für das Verlangen nach Euthanasie/ medizinisch assistiertem Suizid in %. Mehrere Angaben von Gründen waren möglich.

Aussichtsloses und unerträgliches Leiden	74
Vermeidung von Entwürdigung	56
Vermeidung von stärkerem bzw. weiterem Leiden	47
sinnloses Leiden	44
Schmerz	32
Lebensmüdigkeit	18
Vermeidung von Ersticken	18
Wunsch, der Familie nicht mehr zur Last zu fallen	13
Vermeidung von Schmerz	10

Vgl. Van der Wal & Van der Maas: Euthanasie en andere medische beslissingen rond het levenseinde, Den Haag, 1996, S. 57.

Der von den betroffenen Patienten am häufigsten genannte Grund für den Wunsch nach Euthanasie bzw. medizinisch assistierten Suizid ist nach Aussage der befragten Ärzte das ›untragbare und aussichtslose Leiden‹. In 74 % der Fälle nannten die Patienten ihrem Arzt dies als einen Grund für ihren Wunsch. Ihm folgen, in 56 % der Fälle, der Grund ›Vermeidung von Entwürdigung‹. Erst an fünfter Stelle steht ›Schmerz‹, welcher in 32 % der Fälle von den Ärzten als Grund für das Verlangen ihrer Patienten nach Euthanasie bzw. medizinisch assistiertem Suizid genannt wurde. Nie war dieser jedoch der einzige Grund.

Tabelle 6: Wichtigste Gründe bei der Entscheidung des Arztes, ohne ausdrückliche Bitte des Patienten lebensbeendend zu handeln (Teiluntersuchung I)

	Gesamt 1995 (n = 41)
Jede medizinische Handlung war sinnlos geworden.	67
Keine Aussicht auf Verbesserung	44
Die Nächsten konnten es nicht mehr ertragen.	38
Geringe Lebensqualität	36
Wollte nicht unnötig verlängern	33
(Unterstellter) Wunsch des Patienten	30
Vermeidung von Entwürdigung/weiterem Leiden	9
Eine Behandlung war eingestellt, doch der Patient verstarb nicht.	2
Andere Gründe	8

Vgl.: Van der Wal & Van der Maas: Euthanasie en andere medische beslissingen rond het levenseinde, Den Haag, 1996, S. 72. Auf diese Frage konnten mehrere Antworten gegeben werden. Bezüglich der unterschiedlichen Angaben der Jahre 1990 und 1995 lassen sich keine offensichtlichen Gründe finden (vgl. Van der Wal & Van der Maas [1996], S. 72).

Wie aus Tabelle 6 ersichtlich, war der von den befragten Ärzten am häufigsten genannte Grund für die Entscheidung zur Tötung ihres Patienten ohne Vorliegen einer ausdrücklichen Bitte die ›Sinnlosigkeit jeglicher weiteren medizinischen Behandlung‹. 67 % gaben dies als einen Grund für ihre Entscheidung an. Des weiteren gaben die Ärzte vielfach die folgenden zwei Gründe an: ›fehlende Aussicht auf Verbesserung des Krankheitszustandes ihres Patienten‹ und ›die Angehörigen konnten es nicht mehr ertragen‹. Die ›äußerst geringe, noch verbleibende Lebensqualität des Patienten‹, der diesem ›unterstellte Wunsch nach Erlösung aus seinem Zustand‹, sowie die ›Vermeidung einer unnötigen Verlängerung seines Lebens‹ spielten ebenfalls oft eine Rolle bei der Entscheidung zur Tötung.

Tabelle 7: Gesamtzahl der Fälle von Euthanasie und medizinisch assistiertem Suizid sowie Gesamtzahl der der Staatsanwaltschaft gemeldeten Fälle

	Gesamt	davon gemeldet	Meldungen in % der Gesamtzahl der Fälle
1990	2.700	484	18 %
1995	3.600	1.436	41 %

Vgl.: Van der Wal & Van der Maas: Euthanasie en andere medische beslissingen rond het levenseinde, Den Haag, 1996, S. 110.

Tabelle 7 zeigt, daß von den 1995 durchgeführten 3.600 Fällen von Euthanasie bzw. medizinisch assistiertem Suizid 41 % gemeldet worden sind. Dies bedeutet gegenüber 1990 einen Anstieg von 23 %.

Tabelle 8: Anzahl der gemeldeten Fälle von Euthanasie bzw. medizinisch assistiertem Suizid pro Jahr, geordnet nach Datum der Meldung

Jahr	aufgelistet entsprechend Datum der Meldung
1990	486
1991	866
1992	1.201
1993	1.304
1994	1.487
1995	1.466

Vgl.: Van der Wal & Van der Maas: Euthanasie en andere medische beslissingen rond het levenseinde, Den Haag, 1996, S. 111

Laut Tabelle 8 hat die größte anzahlmäßige Zunahme der Meldungen bereits in den Jahren 1991 und 1992 stattgefunden, also in den Jahren vor der gesetzlichen Verankerung der ›Meldeprozedur-Euthanasie‹. Die gesetzliche Verankerung des Meldeverfahrens im Juni 1994 scheint keinen weiteren steigernden Effekt auf die Anzahl der Meldungen gehabt zu haben. Im Jahr 1995 ist die Anzahl der gemeldeten Fälle sogar wieder leicht gesunken.

Tabelle 9: Gründe, weshalb Ärzte Euthanasie bzw. medizinisch assistierten Suizid nicht gemeldet haben. Es konnten mehrere Gründe genannt werden.

	Euthanasie und medizinisch assistierter Suizid (n=27) %
Wunsch des Arztes, sich selbst und der Familie Scherereien mit der Justiz zu ersparen	55
Furcht vor Strafverfolgung	36
Wunsch der Angehörigen, sich gerichtliche Nachforschungen zu ersparen	31
Wunsch des Arztes, den Angehörigen gerichtliche Nachforschungen zu ersparen	30
Nicht allen Sorgfaltsforderungen nachgekommen	30
Der Fall war eine Sache zwischen Arzt und Patient	12
Es lag keine ausdrückliche Bitte des Patienten vor	5
Angst des Arztes vor Reaktion der Angehörigen	5
Sonstige Gründe	16

Vgl.: Van der Wal & Van der Maas: Euthanasie en andere medische beslissingen rond het levenseinde, Den Haag, 1996, S. 119.

Mehr als die Hälfte, d. h. 55 % der Ärzte gab als Begründung für ihr Nicht-Anzeigen von Euthanasie bzw. medizinisch assistiertem Suizid an, sich selbst und der Familie Scherereien mit der Justiz ersparen zu wollen. Gut ein Drittel derselben nannte Furcht vor Strafverfolgung als Motiv. Weitere 31 % nannten als Grund für die Nicht-Meldung die Befolgung des Wunsches der Angehörigen nach Ersparnis gerichtlicher Nachforschungen. Und nochmals 30 % der Ärzte wollten den Angehörigen gerichtliche Nachforschungen ersparen.

Kommende Entwicklungen

Trotz des Anstiegs der Anzahl der gemeldeten Fälle von Euthanasie und anderen lebensbeendenen Handlungen um 23 % ist man im Kabinett unzufrieden darüber, daß noch stets mehr als die Hälfte aller Fälle nicht gemeldet wird. Letzteres Faktum spricht nach Ansicht des Kabinets gegen die Überlegung, Euthanasie und medizinisch assistierten Suizid, die unter bestimmten, strikten Bedingungen durchgeführt werden, zu legalisieren. Des weiteren spricht der Umstand, daß sich die behandelnden Ärzte, wie die Studie zeigt, weder in vollem Maße an die neue Meldeprozedur gewöhnt haben, noch volles Vertrauen darin setzen, gegen eine baldige Legalisierung. Ferner ist die Diskussion über die gesamte Problematik um Euthanasie und andere lebensbeendende Handlungen in der Gesellschaft noch keineswegs abgeschlossen. Und auch hat die niederländische Palliativmedizin noch kein solch zufriedenstellendes Niveau erreicht, als daß man unzureichende palliative Pflege als Grund für die Durchführung von Euthanasie ausschließen könnte. Die Strafbarkeit von Euthanasie und medizinisch assistiertem Suizid bleibt daher auch auf absehbare Zeit unveränderter Bestandteil des niederländischen Strafgesetzbuches.

Hinsichtlich der folgenden vier Punkte will das Kabinett demnächst Veränderungen durchführen: erstens soll ein wesentlicher Schwerpunkt auf die Weiterentwicklung der Palliativmedizin gelegt und diese als ein fester Teilbestand in die Euthanasie-Politik integriert werden. Nach Ansicht des Kabinets ist nämlich ein verantwortungsvoller Umgang mit Euthanasie und anderem lebensbeendenen Handeln nur im Rahmen einer gut funktionierenden palliativen und terminalen Pflege möglich. Zu diesem Zwecke hat man bereits eine Kommission beauftragt, Vorschläge zur Verbesserung der Palliativpflege auszuarbeiten. In Kürze werden deren Ergebnisse erwartet.

Zweitens will man die bislang stark juristisch geprägte Gestalt der Überprüfung des ärztlichen Handelns gegen eine eher ethisch-medizinisch geprägte austauschen, um so die Meldebereitschaft unter den Ärzten zu vergrößern. Die

Überprüfung durch die Staatsanwaltschaft soll künftig so weit wie möglich in den Hintergrund treten. Demnächst werden auf regionaler Ebene Kommissionen, bestehend aus Medizinern, Ethikern und Juristen eingesetzt. Deren Aufgabe wird sein, Urteile von Gewicht über die vorgelegten Fälle von Euthanasie und medizinisch assistiertem Suizid zu fällen, und dies, noch bevor letztere der Staatsanwaltschaft zur Überprüfung vorgelegt werden. Deren Überprüfung soll im Grunde nur noch das *ultimum remedium* bilden. Die einzurichtenden Kommissionen übernehmen also quasi eine Pufferfunktion zwischen den Ärzten und der Justiz.

Drittens soll in nächster Zeit ein gesondertes Meldeverfahren bezüglich ›Tötung ohne ausdrückliche Bitte des Patienten‹ erstellt werden. Für diesen Bereich wird zukünftig auf nationaler Ebene eine spezielle Kommission eingerichtet, die ein Urteil über die medizinische Sorgfalt bezüglich der entsprechenden Fälle abzugeben hat. Gemeinsam mit dem Justizminister soll dann anschließend die Oberstaatsanwaltschaft auf der Grundlage dieses Urteils darüber beschließen, ob zu Strafverfolgung übergegangen werden muß oder nicht.

Schließlich soll die Konsultation vorab professionalisiert werden. Ärzte, die sich in der Situation einer Entscheidung in Sachen Euthanasie oder ähnlichem befinden, sollen sich an eine spezielle Beratungsinstanz wenden können. Man plant daher die Einrichtung besonderer Schulungen und Trainings für Ärzte, um die Funktion der Konsultation vorab zu verstärken. Die niederländische Ärztevereinigung (KNMG) sowie die Vereinigung der Hausärzte (LHV) beschäftigen sich bereits mit der Entwicklung derartiger Kurse.

Schlußbemerkung

Zum Abschluß meiner Ausführungen möchte ich noch eine kritische Anmerkung zu der niederländischen Euthanasie-Debatte machen. Bei all der notwendigen und sinnvollen öffentlichen Diskussion vermißt man die grundlegende Frage, ob Euthanasie an sich moralisch zu befürworten ist. Es scheint, als habe man in den Niederlanden die öffentliche Diskussion über diese Frage stillschweigend beendet, beziehungsweise ihr eine positive Beantwortung unterstellt, und beschäftige sich nun allein noch mit der Frage, wie eine sorgfältige Durchführung von Euthanasie aussehen soll.

Die genannten Sorgfaltsbedingungen werden in der Praxis als ein Codex von Handlungsanleitungen bezüglich der Durchführung von Euthanasie betrachtet. Mittlerweile ist ein Konsens darüber entstanden, eine Durchführung von Euthanasie, welche den Sorgfaltsbedingungen genügt und daher nicht verfolgt wird, sei aus moralischer Sicht automatisch zu befürworten. Als ethischer Codex betrachtet, ist die Liste der Sorgfaltsbedingungen jedoch weder vollständig – in dem Sinne, daß ihr sämtliche ethischen Prinzipien unterlägen, die hinsichtlich Euthanasie relevant sind – noch enthält sie ethische Begründungen für ihre Inhalte. Dadurch, daß man sich nur noch mit dem Codex auseinander setzt, wird jede eingehendere ethische Reflexion verhindert. Moral hat sich hier in Prozedur verwandelt. Ich selbst würde die ethische Diskussion über die grundsätzliche Frage, ob und, falls ja, unter welchen Voraussetzungen Euthanasie moralisch zu befürworten ist, gerne noch einmal aufnehmen.

Bibliographie

Berg, van den, J. H. [1969] *Medische macht en medische ethiek*, Nierkerk.

Kalkman-Bogerd, L. E. [1990–1995] ›Juridische aspekten van stervensbegleiding‹, *Ethiek & recht in de gezondheidszorg*, Bd. 3, S. 201–300.

Leenen, H. J. J. [1984] ›The Definition of Euthanasia‹, *Medicine and Law* 3, 4, S. 333–378.

Van der Maas, P. J. et al. [1991] *Medische beslissingen rond het levenseinde*, Commissie onderzoek medische praktijk inzake euthanasie, Den Haag.

Van der Wal, G. & Van der Maas, P. J. [1996] *Euthanasie en andere medische beslissingen rond het levenseinde*, De praktijk en de meldingsprocedure, Den Haag.

Norbert Hoerster

Rechtsethische Überlegungen zur Sterbehilfe*

Ich möchte die Frage erörtern, wie in unserer Gesellschaft die staatliche Rechtsordnung, von einem *rationalen* und gleichzeitig *humanen* Standpunkt aus betrachtet, das Problem der Sterbehilfe regeln sollte. Es geht mir also nicht um die viel umfassendere Frage nach der richtigen oder angemessenen Weise des Sterbens. Dies ist für mich eine Frage der Weltanschauung, die jeder Mensch für sich zu entscheiden hat. Als Jurist und Rechtsphilosoph möchte ich ausschließlich die Frage erörtern, in welchem rechtlichen Rahmen das Sterben in einer Gesellschaft, deren Rechtsordnung prinzipiell der Würde und Freiheit des Einzelnen verpflichtet ist, stattfinden sollte.

Eine terminologische Vorbemerkung: Der Begriff »Sterbehilfe« ist zweideutig. In meinen folgenden Ausführungen verstehe ich unter »Sterbehilfe« lediglich die »Hilfe zum Sterben« (also die Hilfe bei der Herbeiführung des Todes) und nicht die »Hilfe beim Sterben« (also die sogenannte Sterbebegleitung).

Das derzeit geltende deutsche Recht enthält keine ausdrückliche Regelung der Sterbehilfe, der Hilfe zum Sterben. Und die Frage, inwieweit Sterbehilfe zugelassen werden sollte, ist seit Jahren in unserer Gesellschaft lebhaft

---

* Der Text dieses Beitrages war ursprünglich ebenfalls für die Tagung der Katholischen Akademie im Januar/Februar 1997 vorgesehen, konnte jedoch nicht zum Vortrag gebracht werden, weil der Autor durch massive Störungen von seiten verschiedener Gruppierungen daran gehindert wurde.

umstritten. Inwieweit in der Realität Sterbehilfe geleistet wird, hängt deshalb in einem nicht geringen Maße vom Ermessen und damit auch von der weltanschaulich-moralischen Einstellung des jeweiligen Arztes ab.

Dieser Zustand einer weitgehenden Beliebigkeit und Rechtsunsicherheit ist für den Bürger, der ja immer auch potentieller Patient ist, in einer so zentralen Frage, in der es schließlich um Leben und Tod geht, auf Dauer nicht tragbar. Meines Erachtens sollte deshalb jeder – ganz unabhängig von seinen inhaltlichen Vorstellungen zur Sterbehilfe – an einer möglichst vorurteilslosen rechtsethischen Diskussion der Sterbehilfeproblematik mit dem Ziel einer ausdrücklichen und klaren gesetzlichen Regelung dieser Problematik interessiert sein.

Bevor ich nun in diese Diskussion einsteige, noch eine kurze methodische Vorbemerkung. Man kann darüber streiten, ob in der Philosophie im allgemeinen und in der Ethik im besonderen so etwas wie eine Letztbegründung möglich ist. Selbst wenn sie möglich sein sollte, so kann man sicherlich bei der Behandlung einer Frage der *angewandten* Ethik – und die Frage nach der Zulässigkeit der Sterbehilfe ist eine Frage der angewandten Ethik, der Rechtsethik – nicht zu letzten Begründungsufern vorstoßen. Was man jedoch sinnvollerweise tun kann – und was ich im folgenden zu tun versuchen werde – ist dies: Man kann die zur Debatte stehende Frage – hier also die Frage der Sterbehilfe – an jenen ethischen Prinzipien messen, die sich insoweit in unserer Gesellschaft bewährt haben, als sie 1. seit langem zur Regelung von vergleichbaren Fragen herangezogen werden und 2. bis heute auch durch grundlegende, philosophische Kritik jedenfalls nicht widerlegt sind.

Ein Regelungsvorschlag zur Sterbehilfe ist danach zumindest dann in einem provisorischen Sinne gut begründet, wenn er in Einklang steht mit in unserer Gesellschaft allgemein anerkannten, umfassenderen ethischen Prinzipien.

Ein solcher Vorschlag ist dagegen als zunächst einmal widerlegt zu betrachten, wenn er zu derartigen Prinzipien in Widerspruch steht. Soweit zu meiner Methode, die ich nun auf das Problem der Sterbehilfe anwenden werde.

Ich beginne mit der sogenannten *passiven* Sterbehilfe, d.h. dem Sterbenlassen durch Untätigkeit oder Unterlassen, nämlich durch Verzicht auf eine mögliche lebensverlängernde ärztliche Behandlung. Sollte eine solche passive Sterbehilfe zugelassen werden? Wenn man meiner soeben skizzierten Begründungsmethode folgt, ist die prinzipielle Antwort auf diese Frage einfacher, als oft angenommen wird. Das hier einschlägige umfassendere ethische Prinzip lautet nämlich: Schlechthin *jede* ärztliche Behandlung – gleichgültig ob in einem alltäglichen oder in einem sehr ernsten Fall – bedarf der Zustimmung oder Einwilligung des Patienten. Ohne meine Zustimmung darf ein Arzt mir weder ein Mittel gegen Schnupfen noch eine lebensrettende Bluttransfusion applizieren.

Der in unserem moralischen Denken wie in unserer Rechtsordnung fest verankerte Grundsatz der Freiheit, Autonomie oder Selbstbestimmung des Individuums verbietet jeden ärztlichen Eingriff, jede ärztliche Behandlung ohne Zustimmung – und dies selbst dann, wenn der Eingriff oder die Behandlung langfristig gesehen für den Patienten selbst (durch Rettung seiner Gesundheit oder seines Lebens) durchaus von Nutzen wäre und seinem Wohl diente. In diesem Sinne kann die Behandlungshoheit immer nur beim Patienten selbst – und nicht beim Arzt – liegen. Passive Sterbehilfe durch Verzicht auf Behandlung muß also immer dann als zulässig, ja als geboten betrachtet werden, wenn der Patient selbst einer möglichen Behandlung seine Zustimmung versagt bzw. eine passive Sterbehilfe ausdrücklich wünscht.

In mehr als einem Urteil hat der Bundesgerichtshof den Arzt für verpflichtet erklärt, jegliche Ablehnung einer Be-

handlung durch einen urteilsfähigen und umfassend aufgeklärten Patienten zu respektieren, also im gegebenen Fall
auch passive Sterbehife durch Behandungsverzicht auf
Wunsch des Patienten zu leisten. Wie aber soll mit einem
Patienten verfahren werden, der – sei es vorübergehend
oder dauerhaft – urteils*un*fähig ist, der also gar nicht in der
Lage ist, die zu seiner Behandlung erforderliche Zustimmung *ausdrücklich* zu erteilen bzw. eine passive Sterbehilfe
ausdrücklich zu wünschen? Diese Frage ist schwieriger zu
beantworten.

Es wäre sicher ganz unsinnig, *generell jede* ärztliche Behandlung, die nicht von einer *ausdrücklichen* Zustimmung
des Patienten begleitet ist, als illegitim zu betrachten. Man
denke nur an den Fall eines bewußtlosen Unfallopfers, das,
soll es nicht sterben, unverzüglich operiert werden muß.
Daß auch ohne eine ausdrückliche Zustimmung eine ärztliche Behandlung prinzipiell möglich sein muß, bedeutet
jedoch nicht notwendig, daß hier der Arzt nach eigenem
moralischen Ermessen bzw. nach seinen eigenen Vorstellungen von einem sogenannten objektiven Interesse des Patienten die Entscheidung treffen dürfte.

Betrachten wir den Fall der Operation des bewußtlosen
Unfallopfers näher. Nach unserer Rechtsordnung ist auch
hier durchaus eine *Einwilligung* des Patienten erforderlich.
Allerdings genügt – da eine *ausdrückliche* Einwilligung ja
in diesem Fall nicht eingeholt werden kann – eine *mutmaßliche* oder *zu vermutende* Einwilligung. Ob eine solche
mutmaßliche Einwilligung vorliegt, ist von der Antwort
auf die folgende Frage abhängig: *Würde* der Patient der betreffenden Heilmaßnahme *ausdrücklich* zustimmen, wenn
er dazu in der Lage wäre? Um diese Frage zu beantworten,
muß man im Prinzip jene Einstellungen, Präferenzen und
Wünsche zugrunde legen, die der Patient – bis zum Verlust
seines Bewußtseins – in einigermaßen gefestigter Form,

also über einen längeren Zeitraum entwickelt und gehegt hat.

In diesem Zusammenhang sind insbesondere Auskünfte von nahen Verwandten und Freunden des Patienten von großer Bedeutung. Sofern auf dieser Basis jedoch keine Anhaltspunkte für *ungewöhnliche* Einstellungen des Betreffenden ersichtlich sind, muß man nach dem Gesetz der Wahrscheinlichkeit von jenen Einstellungen ausgehen, die der gewöhnliche, normale Patient in bezug auf die gegebene Situation hat. Die mutmaßliche Einwilligung des Patienten ist in diesem Fall identisch mit der Einstellung des Normalpatienten. Nach alledem ist ein Arzt ohne Zweifel etwa legitimiert, bei einem momentan bewußtlosen Patienten nach einem Verkehrsunfall eine lebensrettende Operation durchzuführen.

All dies muß nun aber auch für die passive Sterbehilfe gelten. Das bedeutet: Passive Sterbehilfe ist bei einem entscheiduns*un*fähigen Patienten immer dann legitim, ja geboten, wenn anzunehmen ist, daß dieser Patient eine lebensverlängernde Behandlung in seinem gegebenen Zustand, sofern er zu einer Willensbildung fähig wäre, nicht wünschen würde. In diesem Zusammenhang ist – neben einschlägigen Mitteilungen von Familienangehörigen oder Freunden – die sogenannte Patientenverfügung von besonderer Bedeutung.

Unter einer Patientenverfügung (manchmal etwas mißverständlich auch als »Patiententestament« bezeichnet) versteht man eine schriftliche Willenserklärung, durch die jemand im vorhinein verbindlich festlegt, unter welchen Voraussetzungen er welche Form einer medizinischen Behandlung im Fall einer Bewußtlosigkeit oder Entscheidungsunfähigkeit ablehnt. Zwar ist auch eine solche Patientenverfügung gewöhnlich zu jenem Zeitpunkt, auf den es ankommt, nämlich zum Zeitpunkt der fraglichen Behandlung, nicht als ausdrückliche, sondern lediglich als mutmaßliche Willensbekundung aufzufassen. Dies ist deshalb so, weil eine Patientenverfügung ja gewöhnlich eine längere Zeit *vor* Eintreten des genannten Zeitpunkts einer eventuellen passiven Sterbehilfe abgegeben wurde und insofern zu *diesem* Zeitpunkt, auf den es für die Einwilligung ankommt, nicht mehr ohne weiteres als *ausdrückliche* Willensbekundung betrachtet werden kann. Trotzdem ist im *Normal*fall und bei Fehlen entgegenstehender Indizien davon auszugehen, daß der früher erklärte *ausdrückliche* Wille mit dem gegenwärtigen *mutmaßlichen* Willen des Patienten identisch ist.

Daraus folgt u. a.: Es ist illegitim, wenn ein Arzt (wie es immer wieder vorkommt) trotz einer entgegenstehenden Patientenverfügung einen bewußtlos Schwerkranken oder Sterbenden allein deshalb durch aktive Maßnahmen wieder ins Leben ruft, weil er (der Arzt) in ähnlichen Situationen schon erlebt hat, daß ein Patient *im nachhinein* für eine solche lebensrettende Maßnahme dankbar ist. Diese Überlegung allein kann keine hinreichende Legitimation für ärztliches Handeln bilden. Denn erstens gibt es ebenso die gegenteilige Bekundung von Patienten – also die Bekundung des nachträglichen *Bedauerns* darüber, wieder ins Leben zurückgeholt worden zu sein. Und zweitens – und das ist entscheidend – ist es nicht Aufgabe des Arztes, dem Patienten dieses Risiko, das nicht nur mit jeder Patientenverfügung, sondern mit schlechthin jeder Ablehnung einer ärztlichen Behandlung naturgemäß verbunden ist, unter Mißachtung der Autonomie des Patienten in paternalistischer Weise abzunehmen.

Soweit meine grundsätzliche Position zur sogenannten passiven Sterbehilfe. Die beiden folgenden nicht selten vertretenen abweichenden Auffassungen sind mit dieser Position *nicht* vereinbar.

1. Für die von Papst Pius XII. und in seinem Gefolge von zahlreichen Theologen vertretene ethische Unterscheidung

zwischen der Anwendung sogenannter »gewöhnlicher« und sogenannter »außergewöhnlicher« therapeutischer Maßnahmen der Lebensverlängerung ist, rechtlich betrachtet, kein Grund vorhanden. Auch »gewöhnliche« Maßnahmen der Therapie – und das gilt etwa auch für eine künstliche Ernährung – dürfen, ja müssen vom Arzt unterlassen werden, sofern dies dem (ausdrücklichen oder mutmaßlichen) Willen des Patienten entspricht.

2. Unvereinbar mit der von mir vertretenen Position ist es auch, unter bestimmten Umständen anstatt auf den Willen des Patienten darauf abzustellen, ob eine Behandlung, wie bisweilen in ärztlichen Richtlinien formuliert wird, ›nach ärztlicher Erkenntnis noch angezeigt« ist oder nicht. Hier wird, so meine ich, unter dem Deckmantel einer sogenannten »Erkenntnis« – während es in Wahrheit doch eindeutig um eine Wertentscheidung geht – die Wertung des Patienten, die eigentlich den Maßstab bilden müßte, einfach ersetzt durch die Eigenwertung des Arztes. Ein solches Vorgehen ist mit der Autonomie, mit der Behandlungshoheit des Patienten prinzipiell nicht vereinbar. Soviel zur passiven Sterbehilfe.

Ich komme nun zur Erörterung der sogenannten *aktiven* Sterbehilfe, die insgesamt in unserer Gesellschaft weit umstrittener als die passive Sterbehilfe ist. Aktive Sterbehilfe ist definitionsgemäß Sterbehilfe durch Tun oder Handeln; aktive Sterbehilfe ist nicht Sterbenlassen, sondern Töten des Patienten, somit Töten eines Menschen.

Kann, so muß zunächst gefragt werden, die Tötung eines Menschen jemals gerechtfertigt sein? Darf die Tötung eines Menschen jemals von der Rechtsordnung zugelassen werden? Diese Frage wird nicht selten verneint mit der Begründung, das ethische Prinzip der »Unverfügbarkeit des Lebens« (gemeint ist: des menschlichen Lebens) verbiete jede aktive Form der Tötung.

Zu diesem Argument ist folgendes zu sagen. Tatsächlich

wird das Prinzip der »Unverfügbarkeit des Lebens«, wenn man genauer hinschaut, von niemandem (oder doch fast von niemandem) so verstanden, daß es absolut, unter allen Umständen das Töten verbietet. So erlauben sowohl die allermeisten Ethiker als auch die rechtlichen Institutionen unserer Gesellschaft etwa das Töten in Notwehr, ja selbst Massentötungen in einem Verteidigungskrieg.

Ein weiteres Beispiel wäre die Todesstrafe, die zwar in unserer deutschen, derzeit geltenden Rechtsordnung abgeschafft ist, weltweit jedoch überwiegend praktiziert wird und moralische Zustimmung findet. In den westlichen Demokratien haben insbesondere jene kirchlichen Kreise, die die aktive Sterbehilfe als Verstoß gegen die Unverfügbarkeit des Lebens so vehement ablehnen, gegen die Todesstrafe gewöhnlich keine Bedenken. So hat beispielsweise der 1993 erschienene Katechismus der katholischen Kirche die Todesstrafe ausdrücklich gutgeheißen. Und in den USA sind es vor allem die Überzeugungen orthodoxer Christen, die einer Abschaffung der Todesstrafe im Wege stehen.

Die Lehre von der »Unverfügbarkeit des Lebens« wird nach alledem selbst von ihren Vertretern kaum je in einem absoluten Sinn verstanden. Diese Lehre läßt es vielmehr völlig offen, unter welchen besonderen Voraussetzungen – Notwehr, Krieg, Todesstrafe, Sterbehilfe? – Töten eben doch als legitim betrachtet werden kann. Das bedeutet: Diese Lehre kann es uns als solche nicht abnehmen, jede dieser strittigen Formen von Tötung – also auch die aktive Sterbehilfe – in ihrer jeweiligen Besonderheit auf ihre Zulässigkeit hin zu untersuchen.

Ausgangspunkt dieser Untersuchung kann in einer freiheitlichen Gesellschaftsordnung wie der unseren nur das jedem Menschen in Art. 2 des Grundgesetzes garantierte Recht auf Leben sein. Auch bei philosophischer Betrachtung gibt es überzeugende ethische Gründe dafür, jedenfalls dem geborenen menschlichen Individuum – möglicherweise mit der einzigen Ausnahme extremer Frühgeburten – ein Recht auf Leben durch Sozialmoral und Rechtsordnung einzuräumen.

Verstößt nun die Zulassung einer aktiven Sterbehilfe gegen dieses Recht auf Leben? Dies ist sicher dann der Fall, wenn die Sterbehilfe *ohne Einwilligung* des Betroffenen erfolgt. Eine sogenannte »Sterbehilfe«, bei der sich der Arzt – ohne das, was der Patient selbst wünscht, zu berücksichtigen – anmaßt, das Leben des Patienten einfach von sich aus für nicht mehr lebenswert zu erklären und deshalb beenden zu dürfen, wäre sicher ein klarer Verstoß gegen das Recht des Patienten auf Leben und deshalb, ethisch wie rechtlich betrachtet, unzulässig und in hohem Maß verwerflich. Schon der *Ausdruck* »Sterbehilfe« – also *Hilfe* zu etwas, das der Patient selbst wünscht – wäre hier fehl am Platze. Eben deshalb waren die allermeisten der von den Nationalsozialisten unter dem Stichwort »Euthanasie« durchgeführten Tötungen *keine* Aktionen der Sterbehilfe, sondern Morde.

Wie steht es nun aber, wenn die Tötung *mit Einwilligung* des Betroffenen erfolgt, ja seinem Wunsch entspricht? Liegt auch in diesem Fall ein Verstoß gegen das Recht des Betroffenen auf Leben vor? Diese Frage muß eindeutig verneint werden, und zwar aus dem folgenden, ganz generellen Grund: Daß ein Individuum ein Recht auf ein bestimmtes Gut hat, schließt in keiner Weise aus, daß dieses Individuum selber dieses Gut freiwillig zerstört oder preisgibt. Nehmen Sie folgendes Beispiel. Das Eigentumsrecht, das ich an meinem Klavier habe, schließt in keiner Weise aus, daß ich mein Klavier, wenn ich es nicht mehr brauchen kann und es mir als Möbel im Wege ist, zu Brennholz mache. Dabei ist es prinzipiell irrelevant, ob ich die Zerstörung meines Klaviers selbst vornehme oder ob ich sie durch einen anderen – mit meiner Einwilligung – vornehmen lasse. Ganz allgemein gilt: Nicht nur die Zerstörung einer *eigenen* Sache ist erlaubt. Auch die Zerstörung einer *frem-den* Sache, sofern sie mit *Einwilligung* ihres Eigentümers erfolgt, ist erlaubt und verstößt nicht gegen das Recht, das der Eigentümer an der ihm gehörenden Sache hat.

Warum sollte dies nun bei der Zerstörung des Lebens – sei es durch den Träger dieses Lebens selbst, sei es durch einen von ihm Beauftragten – prinzipiell betrachtet anders sein? Ich sehe keinen Grund, da auch das Leben – nicht anders als das Eigentum – ein individuelles, also dem betreffenden Individuum zugeordnetes Gut ist. Weder Selbsttötung noch Fremdtötung mit Einwilligung verletzt also das »Recht auf Leben«. Eine generelle Freigabe der Tötung auf Wunsch oder Verlangen würde deshalb auch *nicht* gegen unsere Verfassung verstoßen.

Daß eine bestimmte Handlung kein individuelles Recht verletzt und deshalb nicht im Widerspruch zur Verfassung steht, bedeutet jedoch nicht notwendig, daß diese Handlung nicht *aus anderen Gründen* ethisch bedenklich, ja strafrechtlich verbotswürdig sein kann. Die folgenden Erwägungen sprechen meines Erachtens tatsächlich dafür, *im Normalfall* eine Tötung auf Verlangen auch weiterhin, so wie bisher, strafrechtlich zu verbieten.

Das Leben ist zwar wie das Eigentum ein individuelles Gut, über das der einzelne prinzipiell selbst verfügen kann. Trotzdem ist das individuelle Gut des Lebens gegenüber anderen individuellen Gütern durch Besonderheiten gekennzeichnet: Das Leben ist erstens ein besonders wichtiges, ein zentrales Gut, dessen Besitz Voraussetzung des Genusses aller anderen individuellen Güter (wie Gesundheit, Lebensfreude oder Eigentum) ist. Und das Leben ist zweitens ein Gut, dessen Verlust absolut irreversibel ist. Man kann sich zwar ein zweites, neues Klavier, nicht aber ein zweites, neues Leben beschaffen.

Aus diesem Grund hat im Normalfall das Individuum *selbst* durchaus ein Interesse daran, durch die Rechtsordnung vor einer Preisgabe des eigenen Lebens geschützt zu werden, die etwa einer bloß vorübergehenden Lebensmüdigkeit entspringt und bei langfristiger Betrachtung vom eigenen Standpunkt dieses Individuums als irrational erscheinen muß. Ein einfaches Beispiel: Jemand bittet um seine Tötung, der an Liebeskummer leidet und deshalb momentan seines Lebens überdrüssig ist. Vor einer Tötung unter solchen Umständen darf und muß die Rechtsordnung den einzelnen so weit wie möglich schützen.

Ich stimme insoweit der Regelung unseres geltenden § 216 Strafgesetzbuch, der die Tötung auf Verlangen generell verbietet, durchaus zu. Ja, ich möchte in diesem Punkt ausdrücklich für eine *Verschärfung* unseres geltenden Rechts plädieren: Nicht nur die Fremdtötung auf Verlangen, sondern auch die ursächliche Mitwirkung an einer Selbsttötung – also die Anstiftung sowie die Beihilfe zur Selbsttötung – sollte meines Erachtens *generell* strafrechtlich verboten werden. Ich halte es für ganz ungerechtfertigt, daß nach unserer Rechtsordnung derjenige straffrei bleibt, der etwa einen Heranwachsenden, der an momentanem Liebeskummer leidet, zur Selbsttötung überredet und ihm zu diesem Zweck auch noch die geeignete Dosis Zyankali verschafft. Soviel *generell* zur Tötung auf Verlangen.

Ganz anders liegen die Dinge nun aber, so meine ich, im speziellen Fall der Sterbehilfe. Die typische Konstellation der Sterbehilfe ist nämlich gegenüber dem gewöhnlichen Fall der Tötung auf Verlangen durch ganz besondere Merkmale gekennzeichnet. Hier befindet sich das Individuum, das seine Tötung wünscht, in einem *schweren, irreversiblen Leidenszustand*. Wenn ein solcher Zustand vorliegt, besteht offenbar eine beträchtliche Wahrscheinlichkeit, daß der Sterbewunsch des Betroffenen keineswegs nur einer vorübergehenden Laune oder Depression, sondern durchaus dem wahren Interesse dieses Menschen Ausdruck gibt.

Wer nicht zugestehen möchte, daß es solche nicht behebbaren Leidenszustände gibt, die einem Weiterleben für den Patienten selbst den Sinn nehmen, der verschließt seine Augen vor der Wirklichkeit. Und wer denjenigen, der diese Wirklichkeit zur Kenntnis nimmt und in diesen Fällen von einem für den Patienten selbst nicht mehr lebenswerten Leben spricht, deshalb als Anhänger der Nazi-Ideologie vom »lebensunwerten Leben« hinstellt, der diffamiert, anstatt zu argumentieren. Wer sich auf Argumente einläßt, muß erkennen: In Fällen dieser Art entspricht es keineswegs dem Interesse des Individuums, vor einer Preisgabe seines Lebens auch gegen seinen Wunsch durch die Rechtsordnung geschützt zu werden. Im Gegenteil; ein Individuum, das in einer derartigen Situation aus leicht nachvollziehbaren Gründen selbst seinen Tod wünscht, kann eine rechtliche Regelung, die es unter Strafe verbietet, ihm zu helfen, nur als grobe Mißachtung seiner Interessen betrachten.

Ich halte aus diesen Gründen eine aktive Sterbehilfe immer dann für legitim und rechtlich nicht verbotswürdig, wenn die folgenden drei Bedingungen – und zwar alle drei Bedingungen gleichzeitig – erfüllt sind.

1. Bedingung: Der Betroffene ist einem schweren, unheilbaren Leiden ausgesetzt. Durch diese Bedingung soll sichergestellt werden, daß der Wunsch nach Sterbehilfe nicht *von vornherein* den Stempel des Irrationalen trägt und zu dem langfristigen Interesse des Betroffenen selbst in Widerspruch steht. Denn ein schweres, unheilbares Leiden ist eine Lage, in der es jedenfalls nicht unwahrscheinlich und nicht von vornherein von der Hand zu weisen ist, daß der Betroffene sein gesamtes weiteres Leben nicht mehr als lohnend oder sinnvoll erfahren kann.

2. Bedingung: Der Betroffene selbst wünscht aufgrund freier und reiflicher Überlegung, die er in einem urteilsfähigen und über seine Situation aufgeklärten Zustand durchgeführt hat, aktive Sterbehilfe. Diese Bedingung soll sicherstellen, daß nur eine freiwillige, informierte und über einen

längeren Zeitraum bestandskräftige Entscheidung des Betroffenen zu einer Sterbehilfe führt. Selbst einem schwer und unheilbar Leidenden darf Sterbehilfe unter keinen Umständen von außen aufgenötigt werden.

3. Bedingung: Die Sterbehilfe wird von einem Arzt durchgeführt. Diese Bedingung ist meines Erachtens deshalb unverzichtbar, weil nur ein Arzt normalerweise fachlich kompetent ist, das Vorliegen der ersten beiden Voraussetzungen zu beurteilen und außerdem für die erbetene Sterbehilfe die dem Wunsch des Patienten genau entsprechende, wirksame Form zu finden.

Bevor ich zur Erörterung möglicher Mißbrauchs- und Dammbruchsgefahren einer Zulassung aktiver Sterbehilfe komme, noch einige Sätze zur sogenannten *indirekten* Sterbehilfe. Unter indirekter Sterbehilfe versteht man die Herbeiführung eines vorzeitigen Todes als *Nebenfolge* bestimmter ärztlicher Maßnahmen, insbesondere der Verabreichung starker Schmerzmittel. Intendiert, angestrebt wird hier nicht der Tod, sondern die Schmerzlinderung; der beschleunigte Eintritt des Todes wird jedoch vorausgesehen und billigend in Kauf genommen. Diese Form der Sterbehilfe wird inzwischen, nach einem langwierigen Umdenkungsprozeß, von fast allen Theologen, Juristen und Ärzten befürwortet.

Man sollte jedoch bedenken: Auch die indirekte Sterbehilfe ist fraglos eine *aktive* sowie im juristischen Sinn auch eine *vorsätzliche* Sterbehilfe! Die Zulassung der indirekten, aktiven Sterbehilfe bei gleichzeitiger Pönalisierung der direkten, aktiven Sterbehilfe ist deshalb eine offenkundige Inkonsequenz. Sie beruht auf der sogenannten »Lehre von der Doppelwirkung« – einer Lehre, die von der christlichen Moraltheologie entwickelt wurde, unserem geltenden Strafrecht jedoch völlig fremd ist und auch in der modernen, säkularen Ethik nahezu einhellig abgelehnt wird.

Es besteht kein Zweifel: Auch die indirekte Sterbehilfe

ist Tötung, nämlich bewußte Herbeiführung des Todes. Daß der Tod bei dem betreffenden Patienten ohnehin in Bälde eingetreten wäre, ändert daran nichts. Bei *jedem* Menschen, der getötet wird, wäre – wegen der unvermeidlichen Sterblichkeit jedes Menschen – der Tod zu einem späteren Zeitpunkt ohnehin eingetreten. Auf die Länge der zwischen den beiden Zeitpunkten liegende Zeitspanne kommt es nach strafrechtlicher Verursachungslehre generell nicht an.

Betrachten wir zum Vergleich folgendes Beispiel einer Tötung *außerhalb* des Bereichs der Sterbehilfe. Ein Nazi-Arzt nimmt an todkranken Menschen ohne ihre Einwilligung wissenschaftliche Experimente vor, die ihren Tod beschleunigen. Ohne Zweifel macht sich doch dieser Arzt, obschon er den Tod der Menschen nicht intendiert, sondern nur in Kauf nimmt, des Totschlags bzw. Mordes schuldig. Das heißt: Auch eine bloß indirekte Tötung ist im Normalfall illegitim und verbotswürdig.

Warum erscheint denn eine indirekte Tötung im Fall der *Sterbehilfe nicht* als illegitim und verbotswürdig? Offenbar doch nur deshalb, weil sie hier dem Wunsch eines schwer leidenden Menschen nach Hilfe entspricht. Dieser Wunsch aber mag im einen Fall auf eine indirekte, im anderen Fall auf eine direkte aktive Sterbehilfe gerichtet sein. Warum soll dem Wunsch zwar *ohne weiteres* im Fall der indirekten, aber *unter keinen Umständen* im Fall der direkten Sterbehilfe entsprochen werden dürfen?

Nun zu den möglichen Mißbrauchs- und Dammbruchsgefahren der Zulassung einer aktiven Sterbehilfe. Solche Gefahren lassen sich sicher – und auch dies gilt für die indirekte ganz genauso wie für die direkte aktive Sterbehilfe – grundsätzlich nicht ausschließen. Eindeutige Befunde, die solche Gefahren stichhaltig beweisen würden, liegen jedoch bislang nicht vor. In diesem Zusammenhang auf die Euthanasiepraxis der Nationalsozialisten hinzuweisen, ist verfehlt. Den Nationalsozialisten ging es im Rahmen ihres Euthanasieprogramms, wie schon angedeutet, keineswegs um Sterbehilfe in dem von mir definierten Sinn, sondern primär um folgendes: um die Beseitigung als sozial nutzlos betrachteter Individuen, sogenannter »Ballastexistenzen«. Das Interesse der Betroffenen selbst war hier gerade nicht das ausschlaggebende Kriterium.

Die immer wieder anzutreffende Unterstellung aber, daß eine Sterbehilfe wie die von mir befürwortete trotz allem nur der erste Schritt zu einer erneuten Euthanasiepraxis wie der der Nazis wäre, ist absurd. Eine Euthanasiepraxis wie die der Nationalsozialisten ist unter Bedingungen eines freiheitlich-demokratischen Rechtsstaates völlig undenkbar. Nicht die Zulassung einer humanen Sterbehilfe, sondern die generelle Außerkraftsetzung der individuellen Freiheitsrechte, wie sie für einen totalitären Staat typisch ist, war unter den Nationalsozialisten der erste Schritt zu den nachfolgenden Euthanasieaktionen.

Viel realer als die Gefahren einer neuen Nazi-Euthanasie sind sicher gewisse Gefahren einer – sei es bewußt mißbräuchlichen, sei es fahrlässig laxen, sei es unzureichend informierten – *Anwendung* der als solcher legitimen Sterbehilfekriterien im Einzelfall. Diese Gefahren sind in der Tat vorhanden. Entsprechende Gefahren bestehen jedoch *überall* dort, wo das generelle Tötungsverbot außer Kraft gesetzt wird – also auch etwa im Fall von Notwehr, im Fall von Krieg oder im Fall der Todesstrafe. Wollen wir das Notwehrrecht, zur Verteidigung eigener Güter, sofern erforderlich, auch zu töten, deshalb für illegitim erklären, weil gelegentlich Leute in einer bloß *vermeintlichen* Notwehrsituation töten, oder weil gelegentlich Leute in einer tatsächlichen Notwehrsituation *töten*, obschon eine mildere Form der Verteidigung zum Schutz des angegriffenen Gutes durchaus ausgereicht hätte?

Es ist generell Aufgabe der staatlichen Verfolgungsorga-

ne, darüber zu wachen, daß *jede* Tötung außerhalb der fest-
gelegten Kriterien dem Gesetz entsprechend unnachgiebig
bestraft wird und daß sich schon deshalb jeder, der *irgend-
eine* Tötung in Betracht zieht, nicht *einmal*, sondern *drei-
mal* vorher überlegt, ob die Voraussetzungen einer *legitimen* Tötung wirklich erfüllt sind. Wer aber meint, schon
ein einziger Fall illegitimer aktiver Sterbehilfe spreche gegen *jede* Zulassung aktiver Sterbehilfe, vergißt folgendes: In
der anderen Schale der Waage liegt das physische und psychische Leid zahlloser Menschen, die in einer hoffnungslosen Situation ihrem weiteren Leben keinen Sinn mehr abgewinnen können und die deshalb in selbstbestimmter
Weise sterben möchten – und zwar gerade auch dann, wenn
sie zu einer *Selbsttötung* nicht mehr in der Lage sind.

Außerdem: Es ist bislang bloße Spekulation, daß Akte
illegitimer aktiver Sterbehilfe gerade durch eine eng um-
grenzte Legalisierung aktiver Sterbehilfe zunehmen würden. Jene Fälle ungerechtfertigter aktiver Tötung in deutschen und österreichischen Krankenanstalten, die in den
letzten Jahren vermehrt an die Öffentlichkeit gedrungen
sind und mit Recht Empörung ausgelöst haben, geschahen
schließlich vor dem Hintergrund eines ganz undifferenzier-
ten rechtlichen Verbotes *jeder* aktiven, direkten Sterbehilfe.
Es ist durch nichts bewiesen, daß die Dunkelziffer der unter dem Deckmantel des Mitleids begangenen *illegitimen*
Tötungen in unserem Land weniger hoch ist als etwa in
den Niederlanden.

Zum Abschluß meiner Ausführungen möchte ich Ihnen
fünf konkrete Fallkonstellationen zur vergleichsweisen
ethischen Beurteilung vorlegen. In allen fünf Fällen soll es
sich gleicherweise um einen schwer und unheilbar leidenden Patienten handeln, der aufgrund freier und reiflicher
Überlegung, die er in einem urteilsfähigen und über seine
Situation aufgeklärten Zustand durchgeführt hat, eine Sterbehilfe wünscht – also um einen Patienten, der sich in einer

Lage befindet, in der nach meiner Auffassung Sterbehilfe in jeder ihrer Formen prinzipiell zulässig sein sollte. In jedem der fünf Fälle werde ich ausdrücklich darauf hinweisen, wie der jeweilige Fall nach unserer gegenwärtigen Rechtslage zu beurteilen ist.

Fall 1: Der Arzt unterläßt es, den Patienten zur Lebensverlängerung an eine künstliche Niere anzuschließen. Ergebnis: Ohne Zweifel ein Fall passiver Sterbehilfe; also nach heute einhelliger Auffassung legitim.

Fall 2: Der Arzt schaltet die künstliche Niere, an die der Patient bereits angeschlossen ist, wieder ab. Ergebnis: Es ist umstritten, ob hier noch passive oder bereits aktive Sterbehilfe vorliegt (das Abschalten des Gerätes ist schließlich ein Tun und kein Unterlassen!). Nach geltendem Recht, wonach eine direkte aktive Sterbehilfe verboten ist, hängt die Zulässigkeit des ärztlichen Handelns hier also ausschließlich davon ab, ob man sich entschließt, das Abschalten des Gerätes eben doch nicht als Tun, sondern in einem umfassenderen Sinn als Unterlassen (nämlich als Unterlassen weiterer Behandlung) zu qualifizieren. Nur unter dieser Voraussetzung läge eine *passive* und damit zulässige Sterbehilfe vor. Ich frage: Kann die Zulässigkeit des ärztlichen Handelns in diesem Fall tatsächlich von der doch ziemlich willkürlichen Entscheidung abhängen, ob man das Abschalten des Gerätes *begrifflich* als aktiv oder als passiv (als Tun oder als Unterlassen) einordnet?

Fall 3: Der Arzt injiziert dem Patienten zur Schmerzlinderung ein Mittel, das seinen Tod beschleunigt. Ergebnis: Nach heute einhelliger Meinung legitim, da, wie dargelegt, nur *indirekte* aktive Sterbehilfe.

Fall 4: Der Arzt verschafft dem Patienten eine Spritze mit einer Überdosis Morphium und weist ihn in den Gebrauch der Spritze ein. Der Patient spritzt sich das Morphium selbst und stirbt. Ergebnis: Die *ethische* Beurteilung ist in unserer Gesellschaft je nach Moral und Weltanschauung sehr unterschiedlich. Nach geltendem Recht aber besteht kein Zweifel: Dieses Verhalten des Arztes ist als bloße Beihilfe zur Selbsttötung zulässig und wird nicht bestraft. Unsere ärztlichen Standesvertreter lehnen ein solches Verhalten in der Regel als unärztlich ab.

Fall 5: Der Arzt spritzt selbst bei dem Patienten die Überdosis Morphium, die direkt zum Tod führt. Ergebnis: Nach geltendem Recht strafbare Tötung auf Verlangen bei einer angedrohten Freiheitsstrafe bis zu fünf Jahren.

Soweit die fünf Fälle. In allen fünf Fällen wird der *Tod* des Patienten – wenn auch auf unterschiedliche Art – herbeigeführt. Ist nicht aber ebenfalls in allen fünf Fällen der ethisch relevante Gesichtspunkt, von dem die *Beurteilung* der Herbeiführung des Todes primär abhängen sollte, der, daß der Patient infolge seiner hoffnungslosen Situation selbst seinen Tod wünscht? Und sollte es unter dieser Voraussetzung nicht jedem Patienten selbst überlassen bleiben, nicht nur seinen Tod, die Tatsache seines Sterbens, sondern auch die Art und Weise seines Sterbens selbst zu bestimmen? Warum will man gerade jenen sterbewilligen Patienten, die wegen ihrer besonderen Umstände nicht auf eine der Arten 1–4 sterben *können* – also insbesondere jenen Patienten, die keine Möglichkeit haben, sich geeignete Sterbemittel zu beschaffen oder sich auf andere Weise selbst zu töten –, warum will man gerade diesen Patienten praktisch jede Möglichkeit nehmen, ihr hoffnungsloses Leiden zu beenden?

Und schließlich: Ist es wirklich plausibel, jene Horrorvisionen von Dammbrüchen im *generellen* Lebensschutz, die die grundsätzlichen Gegner jeder direkten, aktiven Sterbehilfe gern an die Wand malen, ausschließlich an die Zulassung *dieser* Form von Sterbehilfe (also an Fall 5) zu knüpfen, nicht jedoch an die übrigen Formen der Sterbehilfe (also an die Fälle 1–4)? Sind nicht zumindest Fall 2 (Abschalten eines lebenserhaltenden Apparates), Fall 3 (indirekte Tötung durch Injektion eines Schmerzmittels) und Fall 4 (gezielte Unterstützung bei der Selbsttötung) – sämtlich also Fälle eines aktiven Eingreifens – in ihrem sozialen Erscheinungsbild der direkten, aktiven Sterbehilfe in Fall 5 so verwandt, daß der juristische und theologische Laie hier ohnehin kaum relevante Unterschiede zu entdecken vermag? Die Meinungsumfragen – über 70 % der deutschen Bevölkerung und über 30 % der deutschen Ärzte befürworten inzwischen die Möglichkeit direkter, aktiver Sterbehilfe – weisen in der Tat in diese Richtung.

Wie dem auch sei: Es ist, so meine ich, an der Zeit, daß die Problematik der Sterbehilfe in unserer Gesellschaft nicht länger unter dem Vorwand der Nazi-Euthanasie tabuisiert wird, sondern mit dem Ziel einer ausdrücklichen rechtlichen Regelung, die sowohl am Prinzip des Rechtes auf Leben wie am Prinzip der Selbstbestimmung des Individuums orientiert ist, offen und vorurteilslos diskutiert wird. Ich hoffe, Ihnen zu einer solchen Diskussion mit meinen Ausführungen eine kleine Denkanregung gegeben zu haben.

Gerhard Robbers

Euthanasie und die Folgen für unsere Rechtsgemeinschaft

Das Thema »Euthanasie und die Folgen für unsere Rechtsgemeinschaft« trägt von vorneherein eine Warnung in sich: Allzuschnell sehen sich Stellungnahmen zu dieser Frage dem Vorwurf ausgesetzt, es handele sich »um nichts anderes ... als um rational unausgewiesene ad-hoc-Annahmen, die (ob bewußt oder unbewußt) der Scheinbegründung weltanschaulicher Fixierungen dienen«[1]. Dieser Vorwurf ist gegen »Dammbruch-Voraussagen« gemacht. Die Dammbruchtheorie behauptet, daß die Zulassung der aktiven und direkten Sterbehilfe den Schutz des menschlichen Lebens insgesamt in Frage stellt. Mit der Sterbehilfe wäre deshalb ein Grundprinzip unserer Rechtsordnung zerstört.

An diesem Vorwurf ist richtig, daß Folgenerwägungen ein gut Stück Prophezeiung in sich tragen. Sie sind unsicher, ob sie sich auf empirische Untersuchungen stützen oder nicht. Mit Prophezeiungen ist es so, daß sie eintreten können oder aber auch nicht. Der Vorwurf will also als Mahnung zur Vorsicht aufgenommen werden.

Über die Folgen der Euthanasie muß man dennoch nachdenken und sprechen. Wir sollten wissen, was wir tun. Wer eine Lunte anzündet, sollte nicht sagen können, er mache doch nur mit einem kleinen Faden etwas Licht in einem dunklen Raum. Man muß ihm das Dynamit zeigen, zu dem der Faden führt. Folgenerwägungen gehören zudem zum gängigen Instrumentarium rechtswissenschaftlicher

---

[1] Hoerster, NJW 86, 1791.

Erörterung; jedes Gericht in Deutschland muß erwägen, welche Folgen sein Urteil hat. Also fragen wir nach den Folgen der Euthanasie für unsere Rechtsgemeinschaft. Vergessen wir dabei nicht die Folge für die unmittelbar Betroffenen: den Tod.

Ich möchte mich dabei nicht der Diktatur der bloßen Rationalität unterwerfen. Ich möchte das Privileg in Anspruch nehmen, auch von Gefühlen und Befürchtungen zu sprechen, von Empfindlichkeiten und Ahnungen. Was Rationalität ist, gehört zu den umstrittensten Problemen der gegenwärtigen philosophischen Diskussion. Jedenfalls darf das Recht nicht nur einer Seite menschlicher Existenz verpflichtet sein, der Rationalität. Das Recht muß alle, auch die irrationalen Komponenten des Lebens erfassen und strukturieren. Wahre Rationalität muß auch das Irrationale aufnehmen.

Ein anderer Vorwurf kommt von entgegengesetzter Seite. Die Diskussion um die Euthanasie gehöre in die Zirkel der Wissenschaft, hinter verschlossene Türen, in den geschlossenen Raum philosophischer »Letztbegründungsdiskurse«. Zur öffentlichen Erörterung tauge sie nicht. Robert Spaemann erinnert an die verfassungsrechtlichen Grenzen der Meinungsäußerung, und er erinnert – in seiner eigenen Übersetzung – an das Wort von Aristoteles: »Wer sagt, man dürfe auch die eigene Mutter töten, hat nicht Argumente, sondern Schläge verdient«[2].

Aber auch Spaemann läßt sich dann – notgedrungen – auf die öffentliche Diskussion ein. Tatsächlich kann die Frage nach dem Leben und nach dem Lebensende nicht von der öffentlichen Erörterung freigestellt werden. Immerhin liegt es ein Stück weit in der Konsequenz des Gegenstandes: Wenn das Recht auf Leben eingeschränkt werden soll –

[2] Robert Spaemann, Geleitwort, in: Till Bastian (Herausgeber), Denken, Schreiben, Töten, 1990, 7.

warum soll man dann nicht auch das Recht auf freie Meinungsäußerung einschränken?

Und hier liegt schon eine erste Konsequenz der Euthanasie für unsere Rechtsgemeinschaft: Wenn nur vernünftiges, wertvolles Leben objektiv lebenswert und geschützt ist, wenn man für das Lebensrecht nach lebenswertem und nichtlebenswertem Leben unterscheiden kann, dann liegt es nahe zu argumentieren, daß nur vernünftige, wertvolle Meinungen sollen geäußert werden dürfen. Das Recht auf Leben – im Sinne des Rechts auf Selbsterhaltung – liegt nicht nur historisch[3], es liegt auch sachlich den anderen Menschenrechten voraus. Die Erosion des einen Rechts kann allzuleicht die Erosion eines anderen nach sich ziehen. Es gilt aber eben auch umgekehrt: Wenn nur die richtige, die wertvolle Meinung soll geäußert werden dürfen, mag bald jedes Mittel recht sein, die falsche Meinung zu unterdrücken.

Die Fragen, die aufgeworfen sind, müssen Antworten bekommen, deutliche Antworten. Der Schutz des Lebensrechtes darf nicht angetastet werden, und das Recht auf freie Meinungsäußerung darf nicht angetastet werden. Die besseren Argumente sind die bessere Waffe gegen falsche Meinungen als Schläge.

Wir müssen uns der Auseinandersetzung aber auch stellen, weil sie Teil einer weiteren Problematik ist. Seit die Menschen bewußt und gezielt mit menschlichen Genen manipulieren können, ist das menschliche Leben nicht mehr nur eine Voraussetzung des Rechts. Das Recht muß heute Maßstäbe entwickeln dafür, was der Mensch sein und was er können soll. Die Wirklichkeit, in der man Menschen züchten kann, mag eine erschreckende Wirklichkeit sein, aber sie ist doch Wirklichkeit.

---

[3] Bei Thomas Hobbes, John Locke etc.

Das Recht und die politische Auseinandersetzung, die zu ihm führt, muß solche Wirklichkeit strukturieren. Das Recht muß Maßstäbe geben für ein gutes Leben in ihr. Dabei ist die Frage nach dem Beginn und dem Ende des Lebens und über deren Verfügbarkeit nur eine, gewiß eine wichtige Frage. Wenn wir über sie nicht sprechen, werden wir auch keine Antworten finden für die weiteren Probleme dessen, was Leben ist und was der Mensch sein soll. Wenn uns die Natur nicht mehr sagt, was der Mensch ist, weil wir die Natur selbst bestimmen, wird uns unsere heutige Rationalität keine Antwort geben. Vielleicht werden wir bald gänzlich wieder auf ein Offenbarungswissen angewiesen sein.

Euthanasie heißt in der Wortbedeutung »schöner oder leichter Tod«. Sie bedeutet die aktive Tötung eines Menschen. Ein Recht zur Euthanasie setzt ein Recht voraus, über das Leben eines Menschen zu verfügen.

Ich möchte im folgenden die Selbsttötung von der Fremdtötung unterscheiden. Die Fremdtötung wiederum soll unterschieden werden in die Tötung eines anderen Menschen mit dessen Willen, die Tötung ohne dessen Willen und letztlich die Tötung gegen dessen Willen. Von der Euthanasie zu unterscheiden ist die Abtreibung. Sie wirft zum Teil ähnliche Probleme auf, muß aber hier außer Betracht bleiben.

Zur Selbsttötung: Wer heute die Euthanasie fremder Menschen fordert, geht oft von der Behauptung aus, daß der einzelne doch schließlich ein Recht habe, über sein Leben zu verfügen. Er könne dieses Recht in die Hände anderer legen, die es dann für ihn ausüben. Das Recht auf Selbsttötung wäre danach eine Voraussetzung für das Recht der Fremdtötung, der Euthanasie.

Die juristische Kommentarliteratur zum Grundgesetz nimmt überwiegend ein Recht zur Selbsttötung an. Sie folgert das aus Art. 2 Abs. 1 GG, dem Recht auf die freie Entfaltung der Persönlichkeit[4]. Aber schon das ist eine äußerst umstrittene Frage. »Das Leben als Basis und Ausdruck menschlicher Existenz ist jeder Verfügung entzogen – auch seitens des individuellen Rechtsträgers selbst. Noch weniger kann der Wille oder das Einverständnis des Betroffenen eine Ausnahme vom Tötungsverbot (für Dritte) begründen«, so sagt Lorenz und fährt fort: »Freilich verbietet das Grundgesetz die Selbsttötung umgekehrt auch nicht; dem Recht auf Leben entspricht keine (Grund-)Pflicht zum Leben«[5].

Man könnte diese rechtliche Aporie am ehesten mit der dem französischen Verfassungsrecht geläufigen Figur der öffentlichen Freiheit, der liberté publique, auflösen. Es gibt eine Freiheit des einzelnen, ohne daß daraus ein Anspruch gegen andere folgt. Danach gebe es eine Freiheit zum Tod. Es gibt aber keinen Anspruch darauf, daß dieser Tod durch Dritte herbeigeführt wird, etwa wenn der Lebensmüde körperlich zur Selbsttötung nicht in der Lage ist.

Verfassungsrechtlich bleibt die Rechtsordnung zumindest befugt, in diese Freiheit zum Tod aus überwiegenden Gründen des Allgemeininteresses einzugreifen. Der Blick in die einzelnen Gesetze unterhalb der Verfassung erst gibt ein angemessenes Bild, wie unsere Rechtsordnung mit dem Problem der Selbsttötung umgeht. Das Gesetz stellt die Selbsttötung nicht unter Strafe. Das ist praktisch bedeutsam für den gescheiterten Versuch der Selbsttötung und für die Beihilfe zum Selbstmord. Die Rechtsordnung billigt aber die Selbsttötung nicht. Tötung auf Verlangen bleibt strafbar. Die Rechtsordnung tritt dem freien Willen des Selbstmörders nicht entgegen. Sie verpflichtet aber zum

---

[4] Schulze-Fielitz, in: Dreier, Grundgesetz, Art. 2 Abs. 2 Rdnr. 17, Kunig, in: von Münch u. a. (Hrsg.), Grundgesetz, Art. 2 Rdnr. 55; dagegen Frotscher DVBl. 76, 695; Bay ObLG JR 89, 473 ff., Lorenz, HdbStR IV, § 128 Rdnr. 62.
[5] Lorenz, HdbStR VI, § 128 Rdnr. 62.

Eingreifen und zur Rettung des Lebens, sobald der Selbstmörder die Herrschaft über den Geschehensablauf verloren hat, wenn er etwa bewußtlos geworden ist.

Es geht hier nicht um Einzelheiten, sondern um die grundsätzliche Entscheidung der gegenwärtigen Rechtsordnung: Sie mißbilligt die Selbsttötung; sie nimmt sie aber in besonderen Fällen hin. Weiterleben ist der Grundsatz, die freiwillige Selbsttötung ist die Ausnahme. Dieses Verhältnis ist wesentlich, weil in der Praxis die Ausnahme der besonderen Begründung bedarf. Der Grundsatz dagegen ist als Regelfall von der Begründungslast zunächst freigestellt.

Und hier setzt eine weitere, zweite These zur Folge der Euthanasie für unsere Rechtsgemeinschaft ein. Den Selbstmord gänzlich freizugeben hieße, von Rechts wegen die Ausnahme zum Normalfall zu machen. Es muß aber der Schutz des menschlichen Lebens die Regel bleiben, die Vernichtung des menschlichen Lebens die Ausnahme. Wir dürfen die Rechtsordnung nicht von der Ausnahme her konstruieren.

Das Recht besitzt auch eine wertstabilisierende Funktion. Mit Geboten und Verboten, mit Freistellungen und Begünstigungen wirkt es auf die Wertauffassungen der Bevölkerung ein. Das Recht ist für die Rechtsgemeinschaft ein Indikator auch für die Legitimität eines Verhaltens. Wird die Selbsttötung von der eben noch in Sonderfällen hinzunehmenden Ausnahme in die Dignität des allgemein akzeptierten, angemessenen Sozialverhaltens gehoben, geht ein Stück besonderer Wertschätzung dem Leben gegenüber verloren. So wie das Verbot der Tötung die Illegitimität der Tötung suggeriert, suggeriert die Freigabe der Tötung ihre Legitimität. Je mehr Ausnahmen vom Tötungsverbot gemacht werden, desto weniger einleuchtend wird ein Tötungsverbot als allgemeiner Grundsatz.

Demgegenüber wird gelegentlich vertreten, der Selbstmörder verfüge schließlich nur über sein eigenes Leben. Er allein sei Herr über sein Rechtsgut, er töte ja nur sich selbst und niemanden anders. Dies ist aber eine inadäquate Beschreibung des Vorganges in der Wirklichkeit. Ich möchte einmal unterstellen, es gäbe eine Verfügungsbefugnis über das eigene Leben. Dabei mag beiseite bleiben, daß dies eine sehr besitzindividualistische Auffassung ist, die das Leben als eine Art Privateigentum erlebt.

Es ist aber die Kernaussage schon unrichtig, der Selbstmörder verfüge nur über sein eigenes Leben. Das tut er gerade nicht. Seine Handlung hat vielmehr Auswirkungen auf die Gesellschaft, auf die Rechtsgemeinschaft insgesamt, auf seine persönliche Umgebung. Sie behauptet den geringeren Wert dieses konkreten Lebens gegenüber anderen Zuständen. Sie hat Signal- und Vorbildwirkung. Nimmt sich jemand das Leben, weil er seinen Verwandten die Last der Pflege ersparen will, kann ein anderer sich zu gleichem Vorgehen gedrängt sehen. Würde dies eine allgemein akzeptierte Haltung, kann sie alsbald auch eine allgemein erwartete Haltung werden. Es wird nicht leicht sein für den pflegebedürftigen Alten, selbst der unausgesprochenen Erwartung seiner Verwandten auf Dauer entgegenzutreten, nun endlich Schluß zu machen. Wer will schon denen, die er liebt, zur Last fallen.

Würde dies eine allgemein akzeptierte Haltung: Was hinderte daran, eine solche Erwartung in die Berechnung der Rentenkassen einfließen zu lassen. Könnte dann nicht der Staat auch gehalten sein, in Aufklärungsbroschüren und Platkatkampagnen die Selbsttötung jedenfalls als eine Möglichkeit der Rentensanierung öffentlich zu propagieren? Die dritte Folge der Euthanasie für unsere Rechtsgemeinschaft: Es würde ein öffentlicher Druck zur Selbsttötung entstehen. Die ökonomischen Zwänge müssen freilich auch berücksichtigt und diskutiert werden. Ein Stück weit ist die Frage der Ökonomie eine Frage des Willens und der freigesetzten Prioritäten, bald aber doch des faktisch Möglichen. Das war wohl auch früher so. Das Sterben in früheren Zeiten sollte auch nicht idealisiert werden. Im Kreis der Familie gepflegt und begleitet nimmt der Sterbende Abschied – dieses Bild mag seine Wirklichkeit gehabt haben. Aber es gab wohl auch anderes in Armen-Hospizen vielleicht und in Leprastationen. Auch damals gab es – größere – ökonomische Zwänge, und so mancher Kranke ist – passiv oder aktiv – zu Tode gebracht worden.

Zur Euthanasie als Fremdtötung mit Einwilligung des Betroffenen:

Gäbe es ein Recht auf den Tod, nicht nur eine Freiheit zu ihm, es läge eine weitere Konsequenz nahe: der Betroffene könnte einen Anspruch gegenüber dem Staat oder gegenüber sonstigen Dritten geltend machen, ihn aktiv zu töten.

Kommen Dritte ins Spiel, verschärfen sich die Probleme. Ich möchte mich hier an dem Vorschlag orientieren, den Norbert Hoerster zur Sterbehilfe gemacht hat[6]. In juristischer Sprache lautet die Formulierung:

Eine Einwilligung des Getöteten schließt die Rechtswidrigkeit der Tötung nicht aus, es sei denn, er leidet an einer Krankheit, die nach ärztlicher Erkenntnis unheilbar ist und sein weiteres Leben derart beeinträchtigen wird, daß es nach gewöhnlichen Maßstäben nicht mehr als lebenswert erschiene.

Es ist nicht leicht einsehbar, warum nur dann die Fremdtötung in die rechtlich akzeptierte Normalität gehoben werden soll, wenn der Betroffene an einer unheilbaren Krankheit leidet. Warum nur bei Krankheit? Ich möchte mich nicht auf die Spekulation über die sozialpsychologischen und über die individualpsychologischen Hintergründe solcher Todesgründe einlassen. Es kann aber auch andere Gründe geben, warum jemand sein Leben als nicht mehr

---

[6] Hoerster, NJW 86, 1792.

lebenswert erachtet. Das Leid ist nicht gleichbedeutend mit
körperlichem Schmerz.

Der Verlust eines nahen Angehörigen, des Ehepartners
etwa, treibt viele auch heute schon in den Suizid. Der
Bankrott den Geschäftsmann, die Verurteilung zu langjähriger
Freiheitsstrafe den Delinquenten. Der Verlust der
Ehre zwang noch vor wenig mehr als hundert Jahren in
Deutschland ins Duell oder eben in den Selbstmord. Hunderttausende
von Japanern haben Harakiri begangen, als
der Krieg verloren war, der Kaiser seiner Göttlichkeit entsagt
hat. Hunderttausende könnten schon den gewöhnlichen
Maßstab prägen, nach dem ein Leben nicht mehr
als lebenswert erschiene. Der Gründe für den Suizid können
viele sein, warum sollte der Lebensmüde auf den einen
Grund der Krankheit beschränkt werden? Warum würde
nur dem körperlich Kranken diese Freiheit gegeben werden?

Gemeint sind wohl vor allem starke Schmerzzustände.
Aber die Schmerztherapie ist weit fortgeschritten. Wie
steht es aber mit körperlichen Entstellungen? Auch sie sind
Krankheit, können es jedenfalls sein. Wollen wir wirklich
den Tod als legitime Alternative zum Verlust an Schönheit?
Die weitere Folge der Euthanasie für unsere Rechtsgemeinschaft
ist, daß es eine unübersehbare große Zahl von Gründen
geben würde, Menschen zu töten.

Krankheit kann doch heilbar sein. Welche Sicherheit der
Vorhersage gibt es? Ist Aids heilbar oder jede Art von
Krebs? Heute nicht, aber vielleicht in 14 Tagen. Die Rede
von der Unheilbarkeit denkt eindimensional linear. Sie leugnet
den Fortschritt und fällt auch damit hinter die Aufklärung
zurück. Sie kennt nicht einmal die Gnade noch die
Hoffnung, schon gar nicht die Kategorie des Wunders.
Wollte unser Recht dies aufnehmen, wäre es ein Recht der
strukturellen Hoffnungslosigkeit: Noch aber ist unser
Recht ein Recht der Hoffnung: die freie Entfaltung der Per-

sönlichkeit, das Recht der Glaubensfreiheit, das Recht des Strebens nach Glück, der Sozialstaat, das Verbot des Angriffskrieges: eschatologische Gehalte unserer Rechtsordnungen, die Behauptung der Hoffnung, gegen die Verzweiflung.

Welche Verantwortung würde dem Arzt aufgebürdet! Er müßte nicht nur in extremen Fällen, sondern in der Fülle der Normalität Prognosen der Unheilbarkeit stellen, die unmittelbar über Leben und Tod entscheiden. Jeder Landarzt, der sich auf jährlichen Fortbildungstagungen mühsam auf dem Laufenden hält über die Möglichkeiten und Chancen medizinisch-wissenschaftlichen Fortschritts? Gerade die Verfahren und Gremien, die geschaffen werden zur Entscheidung über Leben und Tod: Sie bedeuten die Verteilung der Verantwortung auf mehrere Schultern. Solche Gremien gibt es heute viele. Letztlich dienen sie der Entlastung von Verantwortung für die Entscheidenden. Es ist eine Gesellschaft der Verantwortungslosigkeit, in die wir steuern.

Nun soll ein weiteres Kriterium hinzukommen zur Voraussetzung unheilbarer Krankheit: Das weitere Leben soll durch die Krankheit derart beeinträchtigt sein, »daß es nach gewöhnlichen Maßstäben nicht mehr als lebenswert erschiene«. Zuvor wurde die individuelle Verfügungsgewalt hochgehalten, jetzt wird das Individuum der Gewöhnlichkeit untertan.

Wissen wir denn wirklich, was geistig Behinderte fühlen und denken? Was denkt ein Autist über den Wert seines Lebens? Die gewöhnlichen Maßstäbe des Gesunden mögen ein solches Leben selbst für nicht lebenswert halten – solange er noch gesund ist. Ist es vielleicht nicht nur ein Mangel an Kommunikationsfähigkeit der Gesunden mit dem Autisten, der hier vorliegt? Stellen wir uns ein Leben vielleicht nur deshalb als nicht lebenswert vor, weil wir es nicht kennen? Tatsächlich wird das Leben als Konsequenz abhängig von der Gewöhnlichkeit der Überzeugungen der Meinungsträger und Meinungsmacher.

Noch bleibt die Maßgabe der Einwilligung. Wie freiwillig ist eine solche Einwilligung im nachwirkenden Schock des Unfalles? Wie freiwillig im Schmerz – des körperlichen wie des seelischen? Wie freiwillig ist sie gegenüber den Erwartungen der näheren Umgebung? Es würde ein gesellschaftlicher, rechtlich getragener Konsenz entstehen müssen, welches Leben nicht lebenswert ist. Der soziale Druck, der dadurch auf die Unschlüssigen entstehen könnte, wäre unerträglich.

Unser Recht traut im übrigen einen freien Willen kaum noch jemanden zu – bei Haustürgeschäften nicht zum Kauf eines Küchengerätes und nicht bei Verbraucherkrediten über 2.000 oder 3.000 DM. Überall gibt es mindestens Bedenkzeiten und die Möglichkeit des Widerrufes. Nach dem Tod gibt es keine Bedenkzeit und keinen Widerruf.

Allzu leicht geriete unsere Rechtsordnung in Gefahr, ein Phantom der Freiwilligkeit aufzublasen, das vor sozialen, familiären, wirtschaftlichen Bedingtheiten die Augen verschließt, eine weitere Konsequenz.

Der nächste Schritt ist die Ersetzung der eigenen, freiwilligen Einwilligung durch die mutmaßliche Einwilligung. Eine Mutmaßung entscheidet über Leben und Tod. Dieser Schritt wird von Befürwortern der Euthanasie tatsächlich getan. Man stelle sich den guten, weisen, verantwortungsbewußten, skrupulösen, wissenden Richter am Vormundschaftsgericht vor oder den ebenso gearteten guten, weisen, verantwortungsbewußten, skrupulösen, wissenden Arzt im Krankenhaus. Es gibt sie, und sie entscheiden schon heute über Leben und Tod bei der passiven Sterbehilfe und in anderen Fällen. Diese Fälle sind Ausnahmen, und sie müssen Ausnahme bleiben.

Die Mutmaßung über die Einwilligung ist hier im Regelfall auf die behaupteten gewöhnlichen Maßstäbe für ein lebenswertes Leben angewiesen. Der Wert des Lebens wird dann gänzlich gesellschaftlich objektiviert. Er wird dem Wandel der gesellschaftlichen Anschauungen unterworfen. Heute die Schmerzfreiheit, morgen die Schärfe des Gedächtnisses, übermorgen der Verlust der nationalen Ehre.

Welcher Maßstab von Krankheit soll zugrunde gelegt werden? Sie variiert schließlich auch im Laufe der Zeit. Die Definition geistiger Krankheit hat eine wechselvolle, lange Geschichte in den sich wandelnden Gesellschaften. Der Heilige Simeon, der sich in der Porta Nigra eingemauert hat und über Jahre durch lautes Brüllen auffiel, wäre vielleicht heute als erkrankt gebrandmarkt. Sollte unsere aufgeklärte Gesellschaft den Heiligen Simeon töten? Es würde rechtlich zulässig, den anderen nur deshalb zu töten, weil er anders ist. Wohl auch Hölderlin wäre solcher Art Rationalität und solcher Art Menschlichkeit kaum entronnen, statt in seiner geistigen Umnachtung Jahrzehnte im Turm in Tübingen leben zu können. Über das Lebensschicksal Behinderter würden die jeweiligen gesellschaftlichen Anschauungen über das gute Leben der sich selbst als normal Empfindenden entscheiden.

Unsere Rechtsgemeinschaft würde eine Rechtsgemeinschaft der Normalität. Das Außergewöhnliche hätte keine Chance mehr zu leben. Eine weitere Konsequenz:

Wer kann sich noch in die Hände eines Arztes begeben? Das Risiko der Hirnschädigung bei der Narkose wird zum Risiko der Hinrichtung. Der Arzt wird vom Heiler zum Henker. Das Vertrauensverhältnis zwischen Arzt und Patient müßte nachhaltig gefährdet sein.

Schon heute müssen sich Ärzte der Verantwortung stellen, über Leben und Tod zu entscheiden. Wollte man Euthanasie zur Normalität erheben, würde die Quantität dieser Verantwortung eine neue Qualität erlangen. Unser Gesundheitssystem schließlich, heute der Lebenserhaltung verpflichtet, würde die Tötung zur möglichen Alternative haben. Welche Unsicherheit, ja Angst muß jeden Patienten ergreifen, der sich in die Hände dieses Systems und dieser Ärzte begibt oder durch Unglück in ihre Hände fällt.

Der entscheidende Arzt steht vor der Alternative eines durch Unfall behinderten Lebens und der Organentnahme zur Rettung nach gewöhnlichen Maßstäben lebenswerten Lebens. Niemand kann ausschließen, daß der Arzt seine Stellung mißbraucht. Jedenfalls hier würde unsere Gesellschaft von einer Gesellschaft des grundsätzlichen gegenseitigen Vertrauens zu einer Gesellschaft der Angst werden.

Zumal Behinderte müssen sich in Angst versetzt sehen. Den gewöhnlichen Maßstäben der Nichtbehinderten über den Wert des Lebens ausgesetzt, müssen sie um ihr Leben fürchten.

Es gibt in Deutschland die Erfahrung der nationalsozialistischen Euthanasie. Wir sollten aus diesen Erfahrungen gelernt haben und weiterlernen. Wer in Deutschland die Freigabe einer Euthanasie bei mutmaßlicher Einwilligung fordert und dabei den Begriff des lebensunwerten Lebens verwendet, mag das subjektiv aus ehrenwerten honorigen Gründen tun. Er begibt sich damit aber objektiv in eine gefährliche Nähe zum Nationalsozialismus. In Deutschland hat das filmisch inszenierte Mitleid mit einem Einzelschicksal den Nationalsozialisten als Propagandamittel gedient, um ihr Euthanasieprogramm vorzubereiten und letztlich durchzuführen. Es hat gezeigt, daß das Mitleid auch mißbraucht werden kann. Auch subjektiv ehrenwerte Gründe können mißbraucht werden. Einer Rechtsordnung, die sich auf den Mißbrauch nicht vorbereitet, wäre blind. Eine Rechtsordnung, die ihre Regeln ohne Rücksicht auf möglichen Mißbrauch trifft, wäre töricht.

Daß man die Folgen sorgfältig erwägen muß, zeigt das Beispiel des Australiers Peter Singer. Singer unterscheidet zwischen bloßen Mitgliedern der Gattung Homo Sapiens und denen, die er »Person« nennt. Er schlägt vor, den Begriff »Person« in der Bedeutung eines rationalen und selbstbewußten Wesens zu gebrauchen.[7]

Singer versucht zu begründen, daß nicht die Zugehörigkeit zur Spezies »Homo Sapiens« den Wert des Lebens ausmache, sondern wertvoll nur das Leben eines rationalen und selbstbewußten Wesens einen besonderen, vom Leben »bloß empfindungsfähiger« Wesen verschiedenen Wert habe.[8] Mit anderen Worten: rationale, sich selbst bewußte Wesen, Personen eben, haben ein Recht zu leben, sonstige Wesen nicht, auch wenn sie nach herkömmlichen Kriterien Menschen sind. Singer schreibt:

»Wenn wir zu den Ursprüngen der westlichen Zivilisation, in die Zeiten der Griechen und Römer, zurückgehen, sehen wir, daß die Zugehörigkeit zur Spezies Homo Sapiens nicht genügte, um den Schutz des Lebens zu garantieren. Es gab keine Achtung vor dem Leben von Sklaven oder anderen Barbaren; und sogar bei den Griechen und Römern selbst hatten Säuglinge nicht automatisch ein Recht auf Leben. Die Griechen und Römer töteten mißgestaltete oder schwache Säuglinge, indem sie sie in Gebirgsgegenden aussetzten. Platon und Aristoteles waren der Meinung, der Staat sollte die Tötung mißgestalteter Säuglinge durchsetzen. Der berühmte Gesetzestext, der von Lykurg und Solon verfaßt worden sein soll, enthielt ähnliche Vorschriften. In jener Epoche hielt man es für besser, ein unter ungünstigen Vorzeichen begonnenes Leben zu beenden, als ein solches Leben mit all seinen Problemen zu verlängern.«[9]

In das dritte oder vierte vorchristliche Jahrhundert sollten wir aber nicht zurückgehen. Es scheint sehr die Frage zu sein, ob man das eine ohne das andere haben kann: Frei-

---

[7] P. Singer, Praktische Ethik, 2. Aufl. Stuttgart: Reclam 1994, 120.
[8] A. a. O. 123.
[9] A. a. O. 121 f.

heit von Sklaverei und Freiheit davon, als Barbar ausgegrenzt zu werden einerseits und das Recht zu töten andererseits. Das Recht zu leben für alle, die Menschenantlitz tragen, ist Ausdruck einer Gesamtkultur, die auch allen das Recht auf Freiheit von Sklaverei zuerkennt.

Nur die Person soll nach Singer ein Recht auf Leben haben, der Rationale, sich selbst Bewußte. Ein selbstbewußtes Wesen sei sich seiner selbst als einer distinktiven Entität bewußt, mit einer Vergangenheit und Zukunft. „Ein Wesen, das in dieser Weise seiner selbst bewußt ist, ist fähig, Wünsche hinsichtlich seiner eigenen Zukunft zu haben. So mag zum Beispiel ein Philosophieprofessor hoffen, ein Buch zu schreiben, in dem er die objektive Natur der Ethik beweist; eine Studentin mag ihr Abschlußexamen ins Auge fassen; ein Kind mag den Wunsch haben, in einem Flugzeug zu fliegen. Nimmt man einem dieser Menschen ohne seine Zustimmung das Leben, so durchkreuzt man damit seine Wünsche für die Zukunft. Tötet man eine Schnecke oder einen 24 Stunden alten Säugling, so vereitelt man keine Wünsche dieser Art, weil Schnecken und Neugeborene unfähig sind, solche Wünsche zu haben."[10]

Es ist schwer, solche Worte auch nur zu referieren. Singers Beispiele sind verräterisch: Der Philosophieprofessor, seine Studentin, das Kind mit dem Flugzeug. Der akademische Jet-Set, die bildungsbürgerliche Kleinfamilie, American Airlines und Lufthansa als lebenswertes Leben. Singer nimmt ein Recht zu leben für sich selbst in Anspruch, was man verstehen kann. Er nimmt es aber anderen, die seine Lebenswelt nicht teilen. Um ein Recht auf Leben zu haben, müsse man, so Singer – wenigstens irgendwann – die Vorstellung einer fortdauernden Existenz (gehabt) haben. Das habe ein 24 Stunden alter Säugling nicht. Hat es ein 36 Stunden alter oder ein 72 Stunden alter Säugling? Liegt die

---

[10] A.a.O. 123.

Grenze bei einem Jahr? Bei Singer ist es ein Monat. Singer setzt sehr komplexe Prozesse voraus, um von einer Person mit einem Recht auf Leben zu sprechen. Es werden andere Vorstellungen solcher Voraussetzungen behauptet werden. Nicht zuletzt die Zugehörigkeit zu einer bestimmten Rasse.

Wenn dies die Folgen dieser Rationalität sind, dann taugt die ganze Rationalität nichts. Dieser falschen Rationalität dürfen wir uns nicht unterwerfen. Sie ist in sich höchst irrational, weil sie willkürliche Grundannahmen voraussetzt. Die Grundannahmen sind willkürlich, weil sie die Wirklichkeit inadäquat abbilden. Das Menschenbild, das hier zum Tragen gebracht wird, vereinseitigt den Menschen. Es verkennt die Triebstruktur, es verkennt die Potentialität des Säuglings, es verkennt die soziale Natur, die Gemeinschaftsbezogenheit seiner Existenz.

Je mehr Voraussetzungen für das Recht auf Leben gemacht werden, desto schwieriger wird die Unterscheidung zwischen denen, die leben dürfen, und denen, die dies nicht tun dürfen. Es war ein Fortschritt der spanischen Spätscholastik des 16. und 17. Jahrhunderts, daß den Indios in Südamerika ihr Menschsein und ihr Lebensrecht anerkannt wurden. Es war ein Fortschritt der Aufklärung, daß gleiche Rechte alle haben sollen, die Menschenantlitz tragen. Hinter all diese Fortschritte fallen Singer und seine Befürworter zurück.

Singer wählt das Beispiel eines Säuglings, der als Bluter geboren wird. Er fordert, daß die Eltern eines neugeborenen Bluters darüber entscheiden können sollten, ob dieses Kind weiterlebt.[11] Dies folge daraus, daß die Eltern möglicherweise später ein nicht behindertes Kind haben könnten. Dieses nicht behinderte Kind wäre in der Bilanz seines

---

[11] A. a. O. 242.

Lebens glücklicher. Deswegen könne das vorher geborene, behinderte Kind getötet werden, wenn andernfalls das Spätere nicht behinderte Kind sonst nicht geboren würde[12], weil etwa die Mutter nur ein Kind haben will.

Ausdrücklich bezieht Singer seine Ausführungen über Säuglinge auch auf ältere Kinder und Erwachsene, die auf der geistigen Reifestufe eines Säuglings stehengeblieben sind.

Wenn jemand, der noch nicht vernünftig ist, kein Recht auf Leben hat, warum sollte er dann ein Recht auf körperliche Unversehrtheit haben? Wir dürften ihn töten, und wir dürften ihn dann auch körperlich manipulieren. Wenn wir einen 24 Stunden alten Säugling töten dürfen, weil er noch nicht über ein Selbstbewußtsein verfügt, liegt es in der Konsequenz, daß wir durch chirurgische Eingriffe in sein Gehirn ihn auch auf Dauer dieses Selbstbewußtseins berauben können, ihn gleichwohl am Leben lassen. Er könnte dann als Sklave im Arbeitsprozeß als billige Arbeitskraft dienen. Man könnte ihm besonders gefährliche Aufgaben übertragen.

Sollten die Eltern ein Recht haben, ihr kleines Kind zu töten, so hätten sie auch ein Recht, ihr gesundes Kind zu verstümmeln. In der Konsequenz unseres Rechtssystems läge es dann, ihnen ein Recht gegenüber der staatlichen Gemeinschaft zu geben, auf ihr Geheiß hin solche Eingriffe im Krankenhaus vorzunehmen.

Wenn wir aber Menschsein im Sinne von »das Recht zum Leben haben« willkürlicher Definition überantworten, taugt jede axiomatisch gesetzte Voraussetzung. Wir würden den anderen nicht mehr prinzipiell als Gleichen und Ebenbürtigen ansehen. Davon aber geht unsere Rechtsordnung heute noch aus – in Übereinstimmung mit der zweitausendjährigen Kultur, aus der sie erwächst. Sie steht damit

---

[12] A. a. O. 242 f.

im Gegensatz zum Nationalsozialismus, in dem sogenannten Nichtariern die Rechtsfähigkeit und das Recht auf Leben abgesprochen wurde, nur weil sie den eigenen Vorstellungen von lebenswerter Existenz nicht entsprochen
haben. Dies bleibt die praktisch notwendige Konsequenz
aus einer solchen Auffassung. Definieren wir uns den Menschen nach solch komplexen Voraussetzungen, muß der
Krieg das Normale sein. Die Ausgegrenzten werden nämlich dieselbe Definitionsmacht über das Menschsein und
das Leben nach ihren Kriterien in Anspruch nehmen müssen. Beide Parteien hätten das Recht, Mitglieder der jeweils
anderen Partei zu töten. Deshalb ist Euthanasie nach willkürlichen Kriterien des Menschseins tendenziell rassistisch.
Nicht so, daß einer natürlich vorgegebenen Rasse eine Hö-
herwertigkeit hinzubehauptet wird, vielmehr so, daß man
sich die Rasse zuvor abstrakt zusammendefiniert.

Dies ist endlich die letzte Konsequenz der Euthanasie für
unsere Rechtsgemeinschaft. Die praktische Folge wäre, daß
man nicht nur Menschen mit ihrem Willen töten könnte,
nicht nur ohne ihren Willen, also mit mutmaßlicher Einwilligung. Vielmehr würde auch die Tötung gegen den Willen
des anderen erlaubt. Dies ist der Fall in archaischen Gesellschaften, die außerhalb der eigenen Gruppe die Befugnis zu
töten annehmen. Barbaren durfte man ohne weiteres töten.
Wir sollten nicht zurückfallen in die Barbarei.

Johannes Gründel

Euthanasie aus Mitleid?
Ethisch-theologische Anfragen

Die großen technischen Entwicklungen innerhalb der Medizin haben es möglich gemacht, menschliches Leben schon beim Zustandekommen bis hin zu seinem Ende zu manipulieren. Es kann verlängert, es kann verkürzt werden. Wo liegen die *Grenzen menschlicher Manipulation*? Was darf der Mensch tun, was bleibt ihm verboten, wenn er sein Tun vor sich selbst, vor den Mitmenschen und letztlich auch vor Gott verantworten will? Das Bemühen um Humanität ist Ausdruck dafür, daß wir in unserer Gesellschaft gemeinsam um grundlegende Forderungen ringen, die auf der einen Seite der Freiheit und Autonomie des Menschen sowie der Entfaltung seines persönlichen Lebens Rechnung tragen, zugleich aber auch entsprechend unserer Sozialbezogenheit – unserer zwischenmenschlichen Beziehungen in Kleingruppe, Gesellschaft und Staat – für ein gerechtes und friedfertiges Zusammenleben von entscheidender Bedeutung sind.

Die dem Menschen eigentümliche Solidarität, Nächstenliebe, Mitfühlen und Mitleiden – »Sympathie« im ursprünglichen Sinne des Wortes als »Mitgefühl« – werden von den Religionen, in besonderer Weise vom Christentum und vom Buddhismus, als positive Grundhaltungen und Tugenden herausgestellt. Dennoch kann »Mitleid« den Menschen auch blind machen gegenüber den zu bedenkenden Folgen des jeweiligen Verhaltens. Insofern bedarf es einer rationalen Beurteilung der konkreten Situation, soll Mitleid nicht zu einem fragwürdigen »Berater« werden.

Insofern Wertungen stets auf der Grundlage eines bestimmten Verständnisses vom Menschen beruhen, ist jeweils nach dem *weltanschaulichen Hintergrund* zu fragen. Aufgabe des theologischen Ethikers ist es, kurz zu erläutern, wie unter Berücksichtigung der zentralen christlichen Glaubensaussagen von Schöpfung, Sünde, Menschwerdung Gottes und Erlösung Entscheidungshilfen für ein menschenwürdiges Sterben gefunden werden. Auf dieser Basis soll dann auch eine kritische Auseinandersetzung mit den Ausführungen von Prof. Dr. Norbert Hoerster erfolgen. Eine rationale Auseinandersetzung mit den verschiedensten Positionen zur Euthanasie gehört zu unserer Verantwortung in einer demokratischen Gesellschaft. Wer einer solchen Diskussion ausweicht, steht im Verdacht, keine plausiblen Gründe für seine eigene Stellungnahme zur Euthanasie zu besitzen.

Der theologisch-ethische Ansatz

Ethik versucht die Frage zu beantworten: Was sollen wir tun, was ist richtig? Dabei geht es nicht bloß um die Beachtung der eigenen Überzeugung und des Gewissensspruchs, sondern auch darum, daß das Tun *richtig* ist, d. h. daß es unter den gegebenen Umständen der Person als solcher und dem gesamten sozialen und gesellschaftlichen Umfeld gerecht wird. Eine reine Gesinnungsethik, die die Frage nach dem richtigen Verhalten ausblendet, nimmt den uns aufgetragenen Weltauftrag nicht genügend ernst. Es geht also sowohl um den *subjektiven* wie um den *objektiven Bereich* sittlichen Verhaltens.

In einer »legalistischen Gesetzesmoral« wird der objektive normative Bereich derart als vorrangig angesehen, daß die Eigenentscheidung und der Gewissensspruch lediglich als Anwendung der Normen auf die jeweilige Situation verstanden werden. Der Handelnde versteht sich mehr oder weniger nur als Befehlsempfänger von seiten der Autorität, die ja hinter dem normativen Bereich steht. Mit Beginn der Neuzeit und dem Humanismus jedoch richtete sich die Aufmerksamkeit zunehmend stärker auf den Menschen als Subjekt und auf seine Eigenentscheidung, ohne dabei den objektiven Bereich ganz auszublenden. Angesichts unserer sozialen Eingebundenheit und der gesellschaftspolitischen Verantwortung bleibt auch der Objektbereich – die Frage, was wirklichkeitsgerecht, richtig und unter Berücksichtigung der Folgen für menschliches Zusammenleben in Freiheit das beste ist – ebenfalls bedeutsam.

Es gehört zum Verständnis menschlicher Verantwortung, daß eine bewußt und frei getroffene Entscheidung eines anderen Menschen beachtet wird. Gerade in den letzten Jahrzehnten ist im Arzt-Patienten-Verhältnis mit Recht der Akzent verstärkt vom Handeln des Arztes auf die vorausliegende Entscheidung des Patienten gelegt worden; entspricht es doch der Würde des Menschen, daß der informierte Willensentscheid (»informed consent«) des Patienten eine wesentliche Voraussetzung für ärztliches Handeln ist. Der alte Grundsatz »Das Heil des Kranken ist oberstes Gesetz« (salus aegroti suprema lex) wird zwar nicht aufgegeben; dennoch aber gilt, daß zu diesem Heil (salus aegroti) auch die Berücksichtigung des Patientenwillen gerechnet wird. Dennoch wäre es verkehrt, nunmehr anzunehmen, der Arzt sei nur Willensvollstrecker des Patienten – im Sinne von »volenti non fit iniuria«; denn der Patient kann sich hinsichtlich dessen, was ihm zum Heile gereicht, sehr wohl irren und vielleicht etwas verlangen, was ihm persönlich schadet und zudem dem Ethos des behandelnden Arztes zutiefst widerspricht. Der Arzt muß sich bei all' seinem Tun nach dem geltenden ärztlichen Ethos wie nach der eigenen persönlichen sittlichen Verantwortung richten; er hat zu prüfen, ob er das Gewünschte auch ausführen darf oder ob es seinen ethischen Prinzipien widerspricht. Wird heute ein Plädoyer für eine aktive Euthanasie abgegeben, so müssen über die persönliche Einstellung des Arztes hinaus auch die gesellschaftlichen Folgen einer solchen gesetzlichen Freigabe einer Tötung auf Verlangen bedacht werden.

Eine theologisch ausgerichtete christliche Ethik setzt als Glaubenswahrheit voraus, daß Gott als Schöpfer allen Seins und Lebens auf dieser Welt anerkannt wird und daß dem Menschen die Obsorge und Gestaltung für diese Welt aufgetragen bleibt. Jeder Mensch ist – unabhängig von Gesundheit, Rasse und von seinem Wert auf der Börse unserer Leistungsgesellschaft – Abbild Gottes, aber nicht eines einsamen, sondern eines dreipersonalen Gottes. Ihm obliegt die Gestaltung und Förderung seines gottgeschenkten Lebens, nicht aber die radikale Entscheidung über sein Leben in der Form einer schweren Schädigung oder Vernichtung des Lebens. Aus diesen grundlegenden theologischen Aussagen folgt, daß jede menschliche Person – unabhängig von ihrer Entwicklung, Leistungsfähigkeit und Gesundheit – eine gottgeschenkte unverlierbare Würde besitzt, die unbedingt zu achten ist. Konkret heißt dies: Menschlich-personales Leben darf niemals bloß zum Objekt einer Manipulation gemacht werden. Stets bleibt *der Mensch Subjekt* und behält seine unverlierbare Würde. Ihre letzte Begründung findet sie allerdings erst aus einer transzendentalen religiösen bzw. theologischen Verankerung.

Der Christ geht davon aus, daß ihm Gottes Wille im *Anspruch der konkreten Wirklichkeit* begegnet. Aufgabe einer vom Glauben erleuchteten Vernunft ist es, diesen Anspruch zu vernehmen. Seine Verbindlichkeit wird über das Gewissen erfahren. Dabei kommt der Autorität des kirchlichen Lehramtes eine wichtige Funktion für die Deutung und Interpretation der biblischen Offenbarung und der Tradition als Quelle unseres Glaubens zu. Es gibt jedoch keinen blinden Gehorsam gegenüber menschlicher Autorität. Auch die Bibel ist kein ethisches Lehrbuch, aus dem man einfach sittliche Weisungen herauslesen kann. Immer bedarf es der Berücksichtigung des jeweiligen kulturgeschichtlichen Kontextes und der hermeneutischen Fragestellung. Die innere Verbindlichkeit einer Aussage aber ist abhängig von der vorgelegten überzeugenden Argumentation.

Bei der Argumentation bleibt zu beachten, daß es im Bereich des Glaubens wie in der Ethik keine »zwingenden Beweise« gibt, sondern entsprechend der Eigenart der freien Annahme des Glaubens wie ethischer Wertvorstellungen und Normen nur Plausibilitätsgründe vorgelegt werden können. Wie bei einem Kabel die einzelnen Drähte für sich genommen noch keine große Tragkraft besitzen, sondern erst im Verbund gleich einem Schiffskabel tragfähig sind, so ist es auch mit den Aufweisen im theologisch-ethischen Bereich. Aufgabe des theologischen Ethikers ist es, den »Aufweis« so zu führen, daß er damit die Zustimmung zur Geltung einer Norm bzw. einer ethisch relevanten Aussage zwar nicht »erzwingt«, aber doch als vernünftig gefordert erscheinen läßt. Eine solche »Konvergenzargumentation« bietet eine Hilfe für die subjektive Gewißheitsbildung. Es genügt also nicht, sich bei ethischen Wertungen auf bloße Gefühle oder Vermutungen zu stützen[1].

Wirklichkeitsgerechtes Handeln verlangt oft erst eine Klärung der Fakten, bevor eine ethische Bewertung erfolgen kann. Zudem ist in Konflikten nicht selten eine Abwägung der zur Konkurrenz stehenden Bedürfnisse und die Dringlichkeit der betroffenen Wertbereiche vorzunehmen. Bei einer »Güterabwägung« spielt auch die Frage der kon-

---

[1] Vgl. hierzu Johannes Gründel, Die Bedeutung einer Konvergenzargumentation für die Gewißheitsbildung und für die Zustimmung zur absoluten Geltung einzelner sittlicher Normen, in: L. Scheffczyk u. a. (Hrsg.), Wahrheit und Verkündigung (Festschrift M. Schmaus), München u. a. 1967, 1607–1630.

kreten Realisierbarkeit dessen, was gefordert ist, eine Rolle. In unserer noch »unheilen Welt« kann es durchaus Situationen geben, in denen eine »glatte Lösung« nicht möglich ist, sondern ein Kompromiß geschlossen werden muß. Ethik darf zudem nicht überfordert werden. Sie vermag Prinzipien und Orientierungen für das Handeln zu vermitteln, muß aber auch für die je neu zu fällende konkrete Entscheidung des Arztes (im Einvernehmen mit den Betroffenen) einen Spielraum belassen. Je größer das Verantwortungsbewußtsein des Arztes, um so weniger sind strafrechtliche Regelungen erforderlich.

Der Ruf nach Euthanasie

Situationsanalyse: Extensive Nutzung technischer Möglichkeiten

Die Aufgabe der Sterbehilfe stellt sich heute unter neuen Aspekten. Dank der ungeheueren technischen Entwicklung innerhalb der Medizin können unsere Kliniken mit ihren hochkomplizierten Geräten in aussichtslos erscheinenden Krankheitsfällen das Leben in seiner letzten Phase noch verlängern. Ließ man früher bei einer unheilbaren Erkrankung der Natur weithin »ihren Lauf« und begnügte sich mit der Linderung von Schmerzen, so kann heute mit intensiven Behandlungsmethoden vorübergehend eine Besserung erreicht werden, selbst wenn das Leben nurmehr ein Dahinvegetieren ist. Der Einsatz derartiger Mittel ist kostenintensiv. Er verlangt auch eine weitaus intensivere Betreuung. Notwendig erscheinende Einsparungsmaßnahmen und die Rationalisierung der Arbeitszeit können hier eine Situation schaffen, in der wegen Personalmangel für alle Patienten zunächst nur die notwendige Mindestbetreuung gewährleistet wird. Soll wirklich alles in Anspruch genommen werden, damit Leben »um jeden Preis« gerettet oder auch nur um Tage verlängert wird? Krankenschwestern und Pflegepersonal sind angesichts der Rationalisierung der Arbeitszeit ihrerseits oftmals nicht in der Lage, jenen Sterbebeistand zu leisten, der notwendig wäre.

Hinzu kommt, daß die pflegerische und medizinische Ausbildung für den Umgang mit Sterbenden bis heute noch weithin unzulänglich ist. Aber auch in der Krankenhaus-Praxis bleibt zu bedenken: Wer ständig mit Schwerkranken und Sterbenden umzugehen hat, kann sich nicht in allen Fällen so voll auf den Schwerkranken einlassen, wie dies oft erforderlich erscheint. Er wäre zudem emotional überfordert. In Krankenhäusern fehlen jene wichtigen Bezugspersonen, die einen Menschen bis an die Grenze seines Todes begleiten. Aber auch den Anverwandten und Freunden eines Sterbenden ist heute aufgrund ihrer beruflichen Einbindung in den gesellschaftlichen Arbeitsprozeß weithin eine Pflege des Sterbenden daheim nicht möglich. Nur in selteneren Fällen vollzieht sich das Sterben im Kreis der Familie, ansonsten in einer perfekt funktionierenden Klinik.

Der Träger einer Krankenanstalt aber muß seinerseits auf eine entsprechende Rentabilität schauen. Bereitstehende Geräte – etwa in der Intensivstation – wollen entsprechend ausgelastet sein; war dies doch oft eine entscheidende Begründung für die Anschaffung dieser Apparaturen. Außenstehende erhalten so bisweilen den Eindruck, der Kranke werde zum Objekt ärztlicher Überdiagnostik; es werde mehr als unbedingt notwendig getan. Wo zudem nach meßbaren Leistungen abgerechnet werden muß, legt sich auch in aussichtslos erscheinenden Krankheitsfällen womöglich noch ein letzter technischer Versuch einer Lebensverlängerung nahe.

Natürlich wäre es verkehrt, wollte man Medizintechnik und Humanität dualistisch auseinanderreißen und gegeneinander ausspielen. Vielmehr bestimmt sich das Verhältnis beider in der modernen Medizin polar: sie bedingen sich gegenseitig. Andererseits ist die Erwartungshaltung der Patienten und Kranken gegenüber der Medizin heute ungeheuer groß. Durch die Ausweitung des Gesundheitsbegriffs von seiten der Weltgesundheitsorganisation – Gesundheit wird als vollkommenes körperliches, seelisches und soziales Wohlbefinden verstanden – erscheint Gesundheit als Fülle allen Glücks und als Summe der Glückserwartungen der Menschen – eine Utopie. Dies ist nicht ungefährlich; denn auf diese Weise wird dem alten Menschen wie dem Patienten suggeriert, daß doch die Medizin alles machen kann, ja daß Gesundheit und Lebensverlängerung grundsätzlich kaufbar seien. Es entstehen gesellschaftliche Zwänge von außen her, die letztlich auch die Grundhaltung der Patienten wesentlich mitbestimmen. Hermann Hepp bezeichnet dies als »ideologische Überhöhung der Medizin«: »Wir sind konfrontiert mit Erwartungen und Hoffnungen einer Gesellschaft, die ... von der Medizin eine neue Heilkultur erhofft und mit ihr schließlich das Modell einer Weltbewältigung«[2]. Ist diese extensive Nutzung aller Möglichkeiten einer Lebensverlängerung nicht doch Ausdruck einer Verabsolutierung des irdischen Lebens – und dies wiederum die Folge eines Schwunds einer religiösen Ausrichtung des Menschen überhaupt? Wird aber menschliches Leben »um jeden Preis« verlängert, führt dies als Reaktion zum Ruf, dem Wunsch eines Schwerkranken nach aktiver Sterbehilfe stattzugeben.

---

[2] Hermann Hepp, Medizintechnik und Humanität, in: Nova Acta Leopoldina NF 66, n. 280 (1991) 119–140, hier 120.

Ärztlicher und pflegerischer Dienst am Kranken verlangen ein Mindestmaß an gegenseitigem Vertrauen. Fehlt es, bestimmt zunehmend Mißtrauen die Beziehung zwischen Patient und Arzt, wird sehr bald das Verhalten durch gesetzliche Forderungen und durch eine zunehmende Verrechtlichung und Bürokratisierung gesteuert. Wo dies geschieht, geht es auf Kosten der Menschlichkeit; dann aber ist eine Gesellschaft bereits krank. Ist aber erst einmal das Vertrauensverhältnis zwischen Arzt und Patient getrübt, wird der Arzt seinerseits für den Patienten lieber zuviel als zu wenig tun, um nicht mit einer Anklage wegen unterlassener Hilfeleistung rechnen zu müssen. Dies wiederum verstärkt den Trend zu einer extensiven Nutzung aller technischen Möglichkeiten.

Als Reaktion auf diese Situation wird ebenfalls wieder der Ruf laut, dem Menschen doch seinen ihm eigenen Tod zu gewähren. Es sollten Kriterien für ein »humanes Sterben« aufgestellt werden; bisher bestehende rechtliche Grenzen seien zu lockern; gegebenenfalls solle auch der Sterbeprozeß beschleunigt werden. Auf diesem Hintergrund erscheint es verständlich, daß von einer breiten Volksmeinung das Verhalten des Arztes *Dr. Hackethal* gebilligt wird, der dem Wunsch einer völlig gelähmten Patientin nach aktiver Euthanasie dadurch entsprach, daß er ihr Anleitungen zum Suizid gab. Hackethal ließ diesen Entscheidungsprozeß mit Fernsehaufnahmen festhalten, um damit seinem Anliegen einer Freigabe der aktiven Euthanasie eine entsprechende Öffentlichkeitswirkung zu geben. Eine Freundin verabreichte dann der Patientin das tödliche Gift. Die in diesem Zusammenhang von den Medien gezeigten Bilder verstärkten den Ruf nach aktiver Sterbehilfe. In den Niederlanden ist seit Jahren eine Strafrechtsänderung erfolgt: Euthanasie als aktive Sterbehilfe ist zwar rechtlich nicht erlaubt; sie wird aber unter entsprechend bürokratischer Regelung bei der Todesfeststellung strafrechtlich nicht verfolgt. Voraussetzung dafür bleibt, daß der Schwerkranke an einer unheilbaren Krankheit leidet, dem Endstadium nahe ist und wiederholt ausdrücklich eine Bitte um aktive Sterbehilfe ausgesprochen hat, daß zwei Ärzte die entsprechende Entscheidung fällen und daß um der Transparenz willen über jeden einzelnen Fall Meldung zu erfolgen hat. Die bisher vorliegenden Erfahrungen aber haben gezeigt, daß über diesen Rahmen hinaus Euthanasie vorgenommen wird.

Tendenzen zur rechtlichen Freigabe der aktiven Euthanasie

Die vorausgehenden Überlegungen machen verständlich, daß von verschiedenen Gruppen unserer Gesellschaft die Frage aufgeworfen wird, ob denn nicht doch eine Tötung auf Verlangen in ganz bestimmten Fällen und unter bestimmten Umständen rechtlich als Weg für einen humanen Umgang mit Sterbenden ermöglicht werden sollte. Vorschläge zur Änderung des strafrechtlichen Verbots der aktiven Euthanasie (§ 216 StGB) wurden bereits vor Jahren von Norbert Hoerster vorgelegt. *Hoerster* tritt nachhaltig für eine rechtliche Billigung aktiver Sterbehilfe ein: *»Der Patient selbst muß in letzter Instanz die Beurteilung vornehmen, ob das weitere Leben mit Rücksicht auf die Begleitumstände seiner Krankheit für ihn noch von Wert ist oder ob ein vorzeitiger Tod in seinem eigenen, wohlverstandenen Interesse liegt.«* [3] Einwände gegen eine Freigabe der Euthanasie bezeichnet Hoerster als nicht stichhaltig und möchte das generelle rechtliche Tötungsverbot auf eine

---

[3] Norbert Hoerster, Sterbehilfe – Tötung auf Verlangen. Ist unser Recht reformbedürftig?, in: Universitas 46 (1991) 237–245, hier 240.

weltanschaulich neutrale Basis stellen[4]. Unter Abwägen der Vor- und Nachteile ließe sich seiner Meinung nach unter bestimmten Umständen das Tötungsverbot außer Kraft setzen[5]. Einen solchen Fall sieht er dort gegeben, wo jemand an einer unheilbaren Krankheit leidet, die das weitere Leben für ihn wertlos macht. Hier entspräche es nicht dem Interesse des Kranken, dessen Selbstbestimmungsrecht über sein Leben einzuschränken. In einem solchen Fall tritt Hoerster durchaus für eine Wertung des Lebens als »lebensunwert« ein: »*Ob ein bestimmtes Leben lebenswert ist oder nicht, kann nur vom Wertungsstandpunkt jenes Menschen aus entschieden werden, dem dieses Leben gehört … Es läßt sich nach alledem sehr gut rechtfertigen, gerade für die Fallgruppe ›lebensunwertes Leben wegen unheilbarer Krankheit‹ im Interesse des Individuums eine Ausnahme von dem allgemeinen Tötungsverbot zuzulassen.*«[6] Selbst wenn hier als objektive Gegebenheit für die Voraussetzung einer Tötungsfreigabe eine »unheilbare Krankheit« genannt wird, so bleibt doch für Hoerster das Urteil über die Lebensqualität einzig und allein dem Subjekt überlassen: »*Ob ein bestimmtes Leben lebenswert ist oder nicht, kann nur vom Wertungsstandpunkt jenes Menschen aus entschieden werden, dem dieses Leben gehört.*«[7]

In der radikalen Ablehnung einer aktiven Euthanasie sieht Hoerster ein Relikt christlichen Glaubens, das in der Rechtsordnung einer pluralen Gesellschaft nichts mehr zu suchen habe. Christen könnten ja durchaus die erbetene aktive Euthanasie Schwerkranker ablehnen. Sie sollten aber

---

[4] Norbert Hoerster, Rechtsethische Überlegungen zur Freigabe der Sterbehilfe, in: Neue Juristische Wochenschrift 29 (1986) 1786–1792; derselbe, Tötungsverbot und Sterbehilfe, in: Hans-Martin Sass (Hrsg.), Medizin und Ethik, Stuttgart 1989, 287–295.
[5] So N. Hoerster, Tötungsverbot 290 f.
[6] Ebenda 292–293.
[7] Ebenda 293.

gegenüber jenen, die einen solchen Wunsch bekunden, und jenen Ärzten, die aufgrund ihres Ethos bereit wären, diesem Wunsch zu entsprechen, tolerant sein und hierfür einen entsprechenden strafrechtlichen Freiraum schaffen.

Für eine Neufassung des § 216 StGB im Sinne einer Tötungserlaubnis mit Einwilligung schlägt Hoerster folgenden Text vor: »*Ein Arzt, der einen an einer unheilbaren schweren Krankheit leidenden Menschen tötet, handelt nicht rechtswidrig, wenn der Kranke diese Tötung in einem urteilsfähigen und aufgeklärten Zustand wünscht oder wenn der Kranke, sofern nicht urteilsfähig, diese Tötung in einem urteilsfähigen und aufgeklärten Zustand wünschen würde.*«[8]

Stellungnahme zu Positionen von Norbert Hoerster

Der Mainzer Jurist und Philosoph Norbert Hoerster fordert zunächst eine vorurteilslose rechtsethische Diskussion der Sterbehilfeproblematik. Dies erscheint durchaus plausibel. Wird jedoch darunter eine weltanschauungsfreie oder gar eine wertfreie Sicht verstanden, so kann dies nicht akzeptiert werden; denn auch die von Hoerster vertretene Position ist weltanschaulich geprägt. Rechtliche wie ethische Beurteilungen lassen sich nicht »vorurteilslos« im Sinne von weltanschauungsfrei diskutieren.

Hoerster nennt als umfassendes ethisches Prinzip allen ärztlichen Handelns, daß der Arzt der Zustimmung oder Einwilligung des Patienten bedarf. Im folgenden baut er seine Position allein auf diese subjektive Patientenzustimmung auf. Dieses Prinzip ist zwar grundsätzlich zu bejahen, reicht aber für ärztliches Handeln allein nicht aus. Der

[8] N. Hoerster, Sterbehilfe 242.

Arzt ist keineswegs nur Vollstrecker des Patientenwunsches; er hat zu handeln in Übereinstimmung mit seinem Gewissen und mit dem ärztlichen Ethos; gleichzeitig aber muß er prüfen, ob und inwieweit der Wunsch des Patienten etwa aufgrund eines Irrtums oder einer negativen Einstellung zum Leben dem Patienten als solchem schadet. Es geht also darum, neben dem subjektiven Bereich sittlichen Handelns auch den objektiven Bereich – sowohl auf seiten des Arztes wie des Patienten – zu berücksichtigen. Wird die Frage nach der objektiven Richtigkeit, nach dem Nutzen oder Schaden, völlig ausgeblendet und nur nach der subjektiven Befindlichkeit gefragt, so wird der Arzt auf einer so eindimensionalen Basis dem Anspruch, sach- und persongerecht zu handeln, nicht gerecht. »Persongerecht« schließt zwar eine Rücksichtnahme auf den Patientenwillen mit ein, reicht aber allein nicht aus. Hoerster überzieht damit die Autonomie des Patienten und nimmt sie als einzige Legitimation für das ärztliche Verhalten. Wollte man diesem Ansatz folgen, so wäre es niemandem gestattet, einen wohl vorbereiteten Suizid zu verhindern. Das aber würde der uns zukommenden mitmenschlichen Solidarität widersprechen. Im übrigen versucht Hoerster in seinen weiteren Ausführungen dann durchaus, eine solche durch Nichthandeln zu wertende Beihilfe zum Suizid abzulehnen.

»Sterbehilfe« wird von Hoerster als »Hilfe zum Sterben« verstanden, insofern dies dem Wunsch des Patienten entspricht. Er möchte den Unterschied zwischen passiver und aktiver Sterbehilfe aufgeben, da ja beide Arten des Vorgehens das gleiche Ergebnis zeitigen: Sie haben den Tod des Betreffenden zur Folge. Doch übersieht er dabei die unterschiedliche Art des Vorgehens (den »modus procedendi«) und der Zielsetzung. Für den Ethiker besteht doch ein wesentlicher Unterschied, ob eine Behandlung – insofern sie nurmehr eine bloße Verlängerung des Sterbeprozesses darstellt und damit sinnlos geworden ist – unterlassen wird und damit dem natürlich verlaufenden Sterbeprozeß Raum gegeben wird, oder ob der Tod des Patienten unmittelbar durch aktives Töten herbeigeführt wird. Mag das Ergebnis das gleiche sein, die gesinnungsmäßige Einstellung ist ethisch in beiden Fällen eine völlig andere. Nicht der zeitlich unterschiedliche Eintritt des Todes ist ethisch relevant, sondern die zugrunde liegende Absicht und der Einsatz der Mittel. Selbst wenn die Grenze zwischen aktivem Tun und passivem Hinnehmen oder Unterlassen in Grenzfällen fließend werden kann, so darf doch bei Sterbenden der Tod nicht gezielt herbeigeführt werden. Darum erscheint eine aktive direkte Euthanasie sittlich nicht verantwortbar – besonders auch wegen der gesellschaftlichen Konsequenzen, die sich aus einer derartigen grundsätzlichen Erlaubtheit ergeben würden.

Hoerster schränkt die Forderung nach einer Freigabe der aktiven Euthanasie auf einen »schweren, irreversiblen Leidenszustand« eines Patienten ein, der bald sterben wird – und er motiviert dies mit dem Blick auf die Tatsache, daß ein solcher Mensch »schweren, unheilbaren Leiden ausgesetzt« ist, daß er diese Tötung »in einem urteilsfähigen und aufgeklärten Zustand« erbittet und daß sie durch einen Arzt durchgeführt wird. Doch sind Schwerkranke oftmals zu einer von ihnen geforderten Entscheidung nicht in der Lage. Ausgeweitete technische Innovationen für eine Intensivbehandlung ermöglichen eine Lebensverlängerung auch bei Schwerstkranken mit infauster Prognose. Innerhalb unserer Gesellschaft gibt es eine fragwürdige Anspruchshaltung, die eine »Lebenserhaltung um jeden Preis« einfordert. Doch bestehen für den Einsatz der Intensivmedizin auch ökonomische Grenzen, selbst wenn diese in unserer Gesellschaft derzeit keine Rolle spielen dürften. Selbst wenn menschliches Leben in unserer Sitten- und Rechtsordnung einen Höchstwert besitzt und keine Abstufung des Lebensschutzes nach sozialer Wertigkeit erfolgen darf, so gibt es doch keine Pflicht zur Lebenserhaltung »um jeden Preis«.

Das Selbstbestimmungsrecht des Patienten und die Garantenpflicht des Arztes können mitsammen in Konkurrenz treten. Eine »Patientenverfügung« besitzt nur relative Bedeutung (Hinweisfunktion). Mit Hoerster wird man eine Patientenverfügung »lediglich als mutmaßliche Willensbekundung« auffassen. Daraus folgert er jedoch, daß es »illegitim ist«, trotz entgegenstehender Patientenverfügung einen bewußtlos Schwerkranken allein deshalb wieder ins Leben zu rufen, weil dieser im Nachhinein für eine solche lebensrettende Maßnahme dankbar sein könnte. Hierzu muß ergänzt werden: Nicht »allein« wegen dieser nachträglichen möglichen Meinungsänderung des Patienten, sondern wegen der allgemein menschlichen Solidarität und der überwiegenden Erfahrung eines solchen Meinungswechsels ist der Arzt verpflichtet, einem Schwerkranken oder einem suizidalen Patienten wieder zum Bewußtsein zu verhelfen. Auch hier gründet Hoerster seine Argumentation in individualistischer Weise allein auf den Patientenwillen.

Hoerster beruft sich bei der von ihm geforderten Ausnahme des Tötungsverbots bei der Euthanasie darauf, daß doch Christen im Zusammenhang mit der Notwehr und dem Krieg in der Vergangenheit auch das Töten bejaht hätten. Er übersieht jedoch, daß es daneben durchaus ein absolutes Verbot einer direkten (gezielten) Tötung unschuldigen menschlichen Lebens gibt. Die traditionelle Moraltheologie pflegte zu unterscheiden zwischen einer »an sich schlechten Handlung« *(in se malum)* – die noch nicht hinreichend negativ qualifiziert ist, sondern unter Umständen sittlich erlaubt werden könne: zum Beispiel die Abwehr eines lebensbedrohenden Angriffs bis hin zur Tötung des ungerechten Angreifers als letzte Möglichkeit – und einer *»in sich* schlechten Handlung« *(intrinsece malum)*, die ausnahmslos als unsittlich eingestuft wird: so etwa Mord als ungerechtfertigte Tötung eines Menschen (hier liegt der ethische Unrechtsgehalt bereits im Begriff) oder als direkte Tötung eines unschuldigen Menschen.

Hoerster nimmt eine Einschränkung des im Bonner Grundgesetz in Art. 2 garantierten Rechts auf Leben vor, indem er es nicht auf »extreme Frühgeburten« bezogen wissen will. Ich halte dies für falsch. Eine Einschränkung dieses Rechts darf nicht vorgenommen werden; wohl aber ist zu bedenken, daß bei nicht vorhandener Lebensfähigleit eine Behandlung nicht mehr sinnvoll erscheint und damit ein »Sterbenlassen« sittlich erlaubt sein kann. Die fehlende Unterscheidung zwischen direktem Töten und Sterbenlassen führt zu solchen Einschränkungen des Grundgesetzes.

Zu dem von Hoerster angeführten Beispiel der ärztlichen Versuche an todkranken Menschen, die er für eine Gleichsetzung von indirekter und direkter Euthanasie verwenden möchte, ist zu sagen: Wenn ein Nazi-Arzt an einem todkranken Menschen ohne dessen Einwilligung wissenschaftliche Experimente vornimmt, bei denen er eine Beschleunigung des Todes nur in Kauf nimmt, so verhält er sich in doppelter Weise unverantwortlich: einmal nimmt er gegen den Willen des wehrlosen Todkranken Experimente vor, zum anderen beschleunigt er durch sein aktives Handeln den Tod desselben, selbst wenn er dies nicht beabsichtigt.

Zu den von Hoerster genannten Fallbeispielen ist einzuwenden: Selbst wenn das Abschalten eines Gerätes (künstliche Niere) rein äußerlich ein aktives Tun ist, aus ethischer Sicht wird es in dem Augenblick zu einer passiven oder indirekten sittlich verantwortbaren Sterbehilfe, wo ein solcher lebensverlängernder Einsatz technischer Mittel eben seinen Sinn verloren hat, weil es der Patient nicht mehr wünscht und dies nurmehr eine Verlängerung des Sterbeprozesses darstellt. Eine solche Entscheidung kann und darf nicht »willkürlich«, sondern nur entsprechend einem wohl abgeklärten ärztlichen Urteil erfolgen. – Desweiteren ist zu sagen, daß eine Beihilfe zum Suizid zwar nicht bestraft wird, da ja auch der Suizidversuch nicht unter Strafe steht, daß dennoch eine solche Beihilfe ethisch nicht verantwortbar ist; insofern erscheint es sinnvoll, daß auch die ärztliche Standesvertretung ein solches Verhalten in der Regel als »unärztlich« ablehnt.

Hoerster argumentiert in seinem Plädoyer zur Euthanasie mit dem Mitleid, wenn er sagt: »In der anderen Schale der Waage liegt das physische und psychische Leid zahlloser Menschen, die in einer hoffnungslosen Situation ihrem weiteren Leben keinen Sinn mehr abgewinnen können.« Hier sollten die heute bestehenden, zunehmenden Möglichkeiten einer palliativen Medizin doch stärker bedacht werden. Sonst wird das Mitleid zum »schlechten Berater«, wenn dabei die grundsätzliche Geltung des Tötungsverbotes mißachtet wird.

Das Argument mit der vorhandenen Dunkelziffer aktiver Euthanasie ist nicht ausreichend, um nunmehr dieses gesetzwidrig vorgenommene Töten »legal« zu machen. Daraus wird dann – wie das Beispiel der Einstellungsänderung zahlreicher Menschen angesichts der Strafrechtsänderungen der Abtreibung zeigt, sehr leicht ein »Recht auf aktive Sterbehilfe«.

Weitere Befürworter der Euthanasie

Die Position von Peter Singer

Eine radikale Befürwortung der Euthanasie vertritt der australische jüdische Ethiker Peter Singer, dessen Eltern im KZ Auschwitz ums Leben gekommen sind. Er lehnt jeden Vergleich der Euthanasieaktionen im NS-Regime mit den heute vorgetragenen Wünschen einer Freigabe der aktiven Euthanasie ab. Im NS-Regime geschah es wider den Willen der Betroffenen und nicht an unheilbar Kranken, sondern an behinderten Menschen. Er sieht jedoch in Konsequenz der Abtreibungspraxis bei uns einen Weg eröffnet zur aktiven Euthanasie, wobei gerade bei ihm das Mitleid eine große Rolle spielt. So betont er ausdrücklich, daß es – so man erst einmal die Abtreibung akzeptiert – unter gewissen Umständen auch für die Euthanasie günstig stehe. Habe man erst einmal die Lehre von der Heiligkeit menschlichen Lebens aufgegeben, »dann kann gerade die Weigerung, die Euthanasie zu akzeptieren, in manchen Fällen zu Schrecklichem führen«[9]. Für Singer »hat die Zugehörigkeit eines menschlichen Wesens zur Spezies Homo sapiens allein keine Bedeutung dafür, ob es verwerflich ist, es zu töten; entscheidend sind vielmehr Eigenschaften wie Rationalität, Autonomie und Selbstbewußtsein. Mißgebildete Säuglinge haben diese Eigenschaften nicht. Sie zu töten kann daher nicht gleichgesetzt werden mit dem Töten normaler menschlicher Wesen. Diese Schlußfolgerung beschränkt sich nicht auf Säuglinge, die wegen irreversibler geistiger Zurückgebliebenheit niemals rationale, selbstbewußte Wesen werden können«[10]. Für Singer legen utilitaristische Prinzipien den Schluß nahe, daß es richtig ist, behinderte Kinder (etwa mit Spina bifida) zu töten. Er betont: »Die ›Totalansicht‹ erfordert die Frage, ob der Tod des hämophilen Säuglings zur Schaffung eines anderen Wesens führen wird, das sonst vielleicht nicht existieren würde … Sofern der Tod eines geschädigten Säuglings zur Geburt eines anderen Kindes mit besseren Aussichten auf ein glückliches Leben führt, dann ist die Gesamtsumme des Glücks größer, wenn der behinderte Säugling getötet wird.

---

[9] Peter Singer, Praktische Ethik, Stuttgart 1989, 174.
[10] Ebenda 179.

Der Verlust eines glücklichen Lebens für den ersten Säugling wird durch den Gewinn eines glücklicheren Lebens für den zweiten aufgewogen. Wenn daher das Töten des hämophilen Säuglings keine nachteilige Wirkung auf andere hat, dann wäre es nach der Totalansicht richtig, ihn zu töten.«[11] Norbert Hoerster distanziert sich ausdrücklich von dieser radikalen Position Peter Singers[12].

Zur Position von Hans Küng

Eine gemäßigtere Position zur Euthanasie findet sich bei Hans Küng in seinem mit Walter Jens herausgegebenen Buch[13]. Hierin versucht er eine Antwort auf die Frage: Darf der Mensch bestimmen, wie und wann er stirbt – oder muß er unter allen Umständen »aushalten bis zum Schluß«? Es ist das Anliegen von Hans Küng, mit dem Selbstbestimmungsrecht des Menschen auch noch in der letzten Phase des Lebens ernstzumachen. Sterben darf nicht – »über den Kopf des Patienten hinweg« – ärztlichem Ermessen überlassen werden. Der Patientenwille bleibt eine wichtige Voraussetzung für ärztliches Handeln. Durch diese Veröffentlichung soll »die Frage der Selbstverantwortung des Menschen für sein Sterben nüchtern, würdig und moralisch-ernsthaft neu verhandelt« werden[14], ohne sie auf das Problem aktiver Sterbehilfe zu reduzieren. Küng geht davon aus, daß Gott auch dem sterbenden Menschen noch die Verantwortung und Gewissensentscheidung für Art und Zeit seines Todes überlassen habe. Konsequenterweise möchte er für den eng umgrenzten Fall eines Schwerkran-

---

[11] Ebenda 183.
[12] Vgl. hierzu Norbert Hoerster, Neugeborene und das Recht auf Leben, Frankfurt 1995, 29 ff.
[13] Hans Küng – Walter Jens (Hrsg.), Menschenwürdig sterben. Ein Plädoyer für Selbstverantwortung, München 1995.
[14] Ebenda 11.

ken mit unerträglichem Leidenszustand eine vom Arzt vorgenommene und entsprechend protokollierte Form der aktiven Sterbehilfe bejahen, so dieser darum bittet. Mögliche Mißbräuche müßten mit juristischen Mitteln verhindert werden[15]. Dies ist ein Plädoyer für das Verständnis von Menschen, die in einer ausweglos erscheinenden Situation auch über das Ende ihres Lebens mitbestimmen wollen. Küng möchte nur berechtigte »Fragen zum Überdenken« stellen, um den zu erwartenden Streit über die Euthanasie etwas zu entkrampfen.

So beeindruckend diese Darlegungen und die literarischen Beispiele von Walter Jens über »Würde und Würdelosigkeit des Sterbens« auch sind, die Tatsache bleibt ausgeklammert, daß bei der aktiven Euthanasie andere mitbeteiligt sind. Dietrich Niethammer, Direktor der Kinderklinik in Tübingen, geht auf die berechtigten Ängste vor der modernen Medizin ein und fordert auf, angesichts des Rufes »nach dem erlösenden Tod« unser Verhalten zu überdenken. *Menschenunwürdig* ist es, den Dialog mit dem Schwerkranken abzubrechen und ihn einsam sterben zu lassen. »Die Tötung auf Verlangen ist aber dafür keine Alternative.«[16] Albin Eser, Direktor des Max-Planck-Instituts für Internationales Strafrecht in Freiburg, prüft in seinem Beitrag im gleichen Buch, ob denn nicht doch dem Selbstbestimmungsrecht des Patienten durch eine begrenzte Freigabe aktiver Euthanasie entsprochen werden könnte. Er betont: Das Grundgesetz kennt ein Recht auf Leben (Art. 2), aber kein »Recht über das Leben«. Aus dem Recht zum Sterben wird dann ein »Recht auf Getötetwerden«[17]. Ärzte wehren sich gegen eine solche Rolle. (In Schweden werde inzwischen darüber diskutiert, ob bei einer Erlaub-

---

[15] Ebenda 72.
[16] Ebenda 142.
[17] Ebenda 172.

nis der aktiven Euthanasie der Staat auch Einrichtungen zur Verfügung stellen müßte, um diesen Anspruch einzulösen.) Eser sieht einen Mittelweg darin, daß der Staat auf eine Bestrafung verzichtet, wenn ein Lebensmüder bei eigenhändiger Verwirklichung seiner Freiheit zu sterben durch Teilnahme unterstützt wird.

Der Nachweis der Freiwilligkeit des Tötungsverlangens ist beim Schwerkranken angesichts der Ambivalenz zwischen Hoffen und Resignieren – besonders unter schweren Schmerzen und Ängsten – schwierig. Die sozialpolitische Folgewirkung einer Ausnahme vom Tötungstabu sei eben doch – wie literarische Beispiele zeigen – ein »Dammbruch-Effekt«, der schließlich dahin gelangen kann: Vom Tötendürfen zur Tötung von die Gesellschaft belastenden geistig schwer geschädigten Kindern und senilen Menschen. Mit der Freigabe der Euthanasie werde das Unverbrüchlichkeitsprinzip des Lebensschutzes durchbrochen[18]. Die Zulassung der Euthanasie kann darum leicht zum Alibi für tiefer liegende soziale Versäumnisse werden. Eser sieht die Aufgaben des Strafrechts, das ein »mißtrauisches« Recht ist, darin, einerseits eine vorzeitige Lebensverkürzung, andererseits aber auch angesichts moderner Reanimationstechniken eine unangemessene Lebensverlängerung abzuwehren. Entsprechend einem bereits 1986 vorgelegten Alternativentwurf eines Gesetzes zur Sterbehilfe könnte in bestimmten Grenzfällen der Abbruch oder die Unterlassung lebenserhaltender Maßnahmen verantwortet und unter Beibehaltung des Fremdtötungsverbots und der Strafbarkeit der »Tötung auf Verlangen« durch ein »einverständliches Sterbenlassen« das Selbstbestimmungsrecht des Patienten respektiert werden.

---

[18] Ebenda 173 f.

Kritische Einwände gegen die aktive Euthanasie

Aus christlicher Verantwortung heraus müssen wir jedoch sagen: Menschlichkeit ist darin begründet, daß man fragt, wie kann einem Schwerkranken, der sterben möchte, am besten geholfen werden? Der *selbstbestimmte Tod* ist zwar eine *ganz persönliche Entscheidung*; aber wird diese wirklich frei – oder nicht doch in einer vorübergehenden Krisensituation getroffen? Zudem besteht die Gefahr, daß ein solcher Weg aus der Krise, nämlich der selbstbestimmte Tod, zum nicht mehr hinterfragten Standard wird. Man erspart sich eine langdauernde Pflege, braucht sich nicht mehr um den Betreffenden zu kümmern; der Gesellschaft werden Kosten erspart. Das geforderte Recht auf Selbstbestimmung und auf den eigenen Tod kann leicht rein subjektivistisch verabsolutiert werden. Wie Papst Johannes Paul II. in der Enzyklika »Evangelium vitae« klar betont hat, verstößt eben Selbsttötung und Tötung eines anderen gegen die uns Menschen von Gott gesetzten Grenzen. Zudem kann aktive Euthanasie leicht ausgeweitet werden auf jene Menschen, die zu einer persönlichen Entscheidung nicht in der Lage sind, so daß man dann »stellvertretend« einen solchen Entscheid fällen läßt. Dies fördert in der Gesellschaft eine Erwartungshaltung in der Richtung: Wer behindert ist oder sein Leben nicht mehr als Wert erfährt und anderen zur Last fällt, sollte schließlich so anständig sein und aus dem Leben scheiden. Insofern der Wunsch nach aktiver Euthanasie von seiten eines Schwerkranken auch mit ein Produkt der Situation unserer Gesellschaft ist, müssen wir gesellschaftskritische Fragen an die weithin verbreiteten Leitbilder unserer Gesellschaft stellen.

Mit Recht können sich die Vertreter einer aktiven Euthanasie gegen einen Vergleich ihres Vorschlags mit den Euthanasie-Aktionen der NS-Zeit wehren; denn einmal ging es bei den Nazis um die Tötung Geisteskranker; zum anderen geschah dies damals nicht mit Einwilligung der Betroffenen. Dennoch würde mit einer auch nur begrenzten Freigabe der aktiven Euthanasie dem Arzt die Tötung eines Patienten zugemutet. Zudem bleibt offen, in welchem Stadium der Krankheit eine solche Tötung erfolgen darf.

Aktive Euthanasie verstößt zuinnerst gegen das ärztliche Ethos. Außerdem erscheint es gefährlich, mit dem Wort »nicht mehr lebenswert« zu argumentieren. Auf diese Weise würde Leben von seiner Qualität her grundsätzlich zur Disposition gestellt. Nach welchen Maßstäben aber soll über die Lebensqualität entschieden werden? Müßte nicht auch einem unheilbar psychisch Kranken, der dieses sein Leben als nicht mehr »lebenswert« ansieht, eine Tötung auf Wunsch hin gewährt werden? Und wie steht es mit der Früheuthanasie jener schwerstgeschädigten Neugeborenen, für die die Eltern stellvertretend »aus Mitleid« die Tötung verlangen, um ihnen eben ein beschwerliches Leben zu ersparen, wie dies Peter Singer vorschlägt?[19] Versteckt sich hinter solchem Mitleid nicht eher ein Selbstmitleid?

Demgegenüber muß festgehalten werden: Eine qualitative Bewertung von menschlichem Leben im Sinne von »lebenswert« oder »lebensunwert« hätte – wie die Geschichte gezeigt hat – ungeheuerliche Konsequenzen; sie bleibt darum dem Menschen untersagt. Selbst wenn der Christ davon ausgeht, daß er – als Geschöpf Gottes – durchaus sein Leben in eigener Verantwortung zu gestalten hat, so obliegt es ihm doch nicht, willkürlich, d. h. zerstörerisch darüber zu verfügen. Mag es auch denkbar sein, daß Menschen angesichts einer unheilbaren Krankheit ihr Leben nicht mehr als lebenswert ansehen, so wäre es doch höchst bedenklich, einem rein subjektiven Verlangen nach aktiver Sterbehilfe entsprechen zu wollen; eine Tötung auf Wunsch kann sittlich nicht bejaht werden.

---

[19] Peter Singer, Praktische Ethik 183.

Weiterhin bleibt zu bedenken: Die Forderung einer rechtlichen Freigabe der Tötung auf Verlangen – etwa aus Mitleid wegen unerträglich schwerer Schmerzen des Patienten – läßt sich angesichts der inzwischen vorhandenen zunehmenden Möglichkeiten der Schmerzlinderung nicht halten. Dank einer guten palliativen Therapie ist heute in den meisten Fällen eine Hilfe möglich. Zudem rechtfertigen Schmerzen noch keine Tötung. Abgesehen von der dem Strafgesetz zugrunde liegenden Werteordnung, die eine bewußte Tötung eines Schwerkranken verbietet, würde mit der strafrechtlichen Freigabe der aktiven Euthanasie gerade auf empfindsame Schwerkranke ein erheblicher sozialer Druck ausgeübt; fühlen sie doch, daß sie für ihre Angehörigen wie für die Gesellschaft eine Belastung darstellen. Gerade Kranke sind hierin äußerst sensibel. Würde dem Arzt eine solche Tötungsmöglichkeit eingeräumt, müßte dies dann nicht so mancher Kranke als eine stille Aufforderung verstehen, zur Entlastung seiner Mitmenschen einen solchen Wunsch um Beschleunigung des Sterbeprozesses auszusprechen?

Im übrigen ist für den Arzt die Pflicht zur Erhaltung des Lebens keineswegs absolut. Das leibliche Leben des Menschen ist kein Höchstwert. Die Forderung, menschliches Leben »um jeden Preis« zu erhalten, stellt eine Verabsolutierung dar, der der Christ nicht beipflichten kann. Hier liegen die Grenzen ärztlicher Heilbehandlung. Bei Aussichtslosigkeit einer Behandlung oder auch aus pflegeökonomischen Gründen kann es durchaus angezeigt erscheinen, bei einem Schwerstkranken und Sterbenden eine Intensivbehandlung abzubrechen, um einem anderen Patienten mit größeren Lebenschancen noch eine solche Intensivbehandlung zukommen zu lassen; es ist das Problem der »Triage«. In einem solchen Fall könnte der Abbruch einer Behandlung unter Umständen auch sittlich verantwortet werden als passive Euthanasie, selbst wenn dabei der Arzt durch »aktives Tun«, d. h. durch allmähliches Absetzen künstlicher lebenserhaltender Maßnahmen oder durch Abschalten der Geräte »tätig« wird. Bei einer aussichtslos erscheinenden Behandlung ist eine solche »Aktivität« ethisch als »passive Euthanasie«, als Sterbenlassen bzw. als »der Natur ihren Lauf lassen« zu bewerten. Eine indirekte Euthanasie aber wäre dort vertretbar, wo der Arzt einem unheilbar Kranken die Schmerzen nur durch Mittel lindern kann, die zugleich als unbeabsichtigten Nebeneffekt eine Beschleunigung des Todes mit sich bringen. Im Einzelfall mag die Grenze zwischen notwendiger künstlicher Lebenserhaltung und einer sinnlos gewordenen Behandlung schwer erkennbar sein. Doch wird der Arzt den rechten Entscheid fällen, wenn er die Ehrfurcht vor jedem menschlichen Leben behält. Sind Arzt und Patient überzeugt, daß weitere Versuche einer Lebensverlängerung sinnlos erscheinen und nur den Sterbeprozeß hinausziehen, so wäre unter Umständen eine Basisversorgung mit Sauerstoff, Flüssigkeit, Grundnahrung und Wärme ausreichend. Dies erschiene dort verantwortbar, wo sich der Patient auch auf den bevorstehenden Tod vorbereitet und seine Entscheidung in verantwortlicher Weise gefällt hat.

Es geht bei der Ablehnung der aktiven Euthanasie nicht bloß um eine im christlichen Glauben begründete Forderung. Man muß auch die Folgen bedenken: Eine Bejahung der aktiven Euthanasie wäre ein Einbruch in das sozialethische Bewußtsein unserer Gesellschaft und in das ärztliche Ethos überhaupt. Die Gefahren des Irrtums und des Mißbrauchs sind zu groß, als daß man einer auch nur für bestimmte Fälle vorgesehenen »Tötung auf Verlangen« beipflichten könnte. Der Tod ist irreversibel. Wird er eigenmächtig herbeigeführt, so wäre damit die Grenze des dem Menschen zukommenden Selbstverfügungsrechtes überschritten, selbst wenn es im Einzelfall eine gewisse Grauzone zwischen aktiver Euthanasie und »Sterbenlassen« geben kann. Darum sollte das strafrechtliche Verbot der aktiven Euthanasie nicht aufgegeben werden. Eine Änderung von § 216 StGB wird auch von namhaften Juristen abgelehnt. Der Ruf nach aktiver Sterbehilfe – so er überhaupt von Schwerkranken laut wird – ist eher Ausdruck einer Vereinsamung, also ein Ruf nach mitmenschlicher Zuwendung und Sterbebegleitung.

Thesen zur Begleitung beim Sterben

Wird Krankheit nicht nur als Schicksalsschlag, sondern auch als Prüfung und *Anruf von seiten Gottes* erfahren, so kann sie für den Kranken wie auch für jene, die ihn umsorgen, zu einer Chance werden, Gesundheit neu zu schätzen und das Leben in einem tieferen Sinne zu begreifen. Der Patient sollte sein bisheriges Verhalten – auch seinen Lebensstil – in den Tagen der Krankheit überprüfen und somit auch seinen Platz in der Welt neu zu bestimmen suchen. Auch hierzu kann eine gute Begleitung des Kranken einen Anstoß geben. Arzt, Pflegepersonal und Angehörige müssen wissen, daß mit einer bloß medizinischen Versorgung zwar eine Krankheit zurückgedrängt, aber noch nicht Heilung im umfassenden Sinne vermittelt wird. Es geht hier um eine Resozialisierung des Kranken im weitesten Sinne: um eine Eingliederung dieses Menschen in die vielschichtigen tragenden mitmenschlichen Beziehungen.

Bleibt wenig Hoffnung auf Gesundung, so eröffnet doch christlicher Glaube eine *neue Dimension menschlichen Lebens* und Hoffens. Keiner von uns weiß, wie er einmal die letzte Phase seines Lebens bestehen wird. Aber er hat aus seinem christlichen Glauben an das Leidensgeschehen Jesu am Kreuz und an die Auferstehung der Toten heraus die Zusage, daß er auch für seine Person eine solche Hoffnung auf Überwindung des Leidens und auf ewiges Leben in Gott besitzt. Darum kann es für ihn keine völlig aussichtslose Lage geben.

Der zum Tode Erkrankte besitzt einen *Anspruch auf Sterbehilfe* in der Weise, daß er über den Ernst seiner Lage nicht hinweggetäuscht werden darf. Ihm ist jede menschliche Hilfe zur Bewältigung dieser letzten Phase seines irdischen Lebens zu gewähren (reine Euthanasie oder Begleitung beim Sterben).

Gerade die neuen technischen Möglichkeiten einer Lebensverlängerung – zum Beispiel in den Intensivstationen – erschweren oft menschliche Zuwendung bei Schwerkranken und Sterbenden. Sie erwecken für Außenstehende den Eindruck, dem Arzt gehe es darum, menschliches Leben um jeden Preis – auch dort, wo offensichtlich ein Leben am Verlöschen ist – noch zu erhalten. Dies wiederum führt in zunehmender Weise bei der Bevölkerung zu dem *Ruf nach einer aktiven Sterbehilfe*. Die ärztliche Ausbildung ist bis heute für den Umgang mit Sterbenden unzulänglich. Aus Angst vor Fehlentscheidungen und vor drohenden juristischen Konsequenzen wagen es darum Ärzte wegen ihrer Garantenpflicht nicht, »der Natur ihren Lauf zu lassen« und im Terminalstadium der Bitte des Patienten um Einstellung der Behandlung zu entsprechen. Hier stehen das Selbstbestimmungsrecht des Patienten und die Garantenpflicht des Arztes in Konflikt.

Natürlich setzt ein solches *Selbstbestimmungsrecht* auch eine entsprechende Freiheit des Betreffenden voraus. Sie dürfte – besonders in Situationen schwerer Schmerzen und großer Angst – wesentlich eingeschränkt sein. Wo noch ernsthaft Chancen bestehen, ein Leben zu retten, wird der Arzt diese Chance ergreifen – gegebenenfalls auch entgegen einem vorliegenden Patiententestament, das für den Fall einer schweren Schädigung eine ärztliche Behandlung ablehnt. Selbst wenn eine solche Willenserklärung eine

Hinweisfunktion behält, so muß doch der Arzt in der konkreten Situation von Fall zu Fall jeweils neu entscheiden, ob eine darin abgelehnte Behandlung vernünftigerweise vorgenommen werden soll oder nicht. Nur dort, wo eine weitere Behandlung lediglich den Sterbeprozeß verlängert und sinnlos erscheint, ist der Abbruch einer Behandlung oder die vorausberechnete Unterlassung zu verantworten (passive Euthanasie).

Bittet jedoch ein Patient ausdrücklich um Sterbehilfe im Sinne einer aktiven Euthanasie, so kann dieser Bitte nicht entsprochen werden. Sie mutet dem Arzt ja eine »Beihilfe zur Tötung« zu. Sie dürfte auch nur eingeschränkt als »freier Entschluß« gewertet werden, da sie eher Ausdruck der Lebensmüdigkeit ist oder Ausdruck der Vereinsamung und einen Ruf nach stärkerer menschlicher Zuwendung darstellt. Erst recht könnte eine strafrechtliche Freigabe der aktiven Euthanasie gesellschaftliche Tendenzen fördern, sich der Begleitung Sterbender zu entziehen durch eine Beschleunigung des Sterbevorgangs. Eine gesetzliche Erlaubnis aktiver Euthanasie müßte auch auf Schwerkranke einen Druck ausüben, zur Entlastung der Angehörigen eine solche Bitte zu äußern.

Wo allerdings Leben nicht mehr zu retten ist, haben Krankenschwester und Arzt Sterbehilfe zu gewähren. Dies besagt zunächst, daß sie den Patienten nicht im Stich lassen, sondern ihn durch gute Pflege, schmerzstillende Mittel und nicht zuletzt durch aufmunternde Worte auf der letzten Phase seines irdischen Lebens begleiten. Die *palliative Therapie* bietet für die Schmerzlinderung vielfältige Möglichkeiten.

Vorrangig mag *Sterbebegleitung Aufgabe der Angehörigen* bleiben. Doch läßt sich dies – angesichts der konkret bestehenden Arbeits- und Wohnverhältnisse – oft nicht ermöglichen. Aber auch Arzt und erst recht Krankenschwestern dürfen sich einer solchen caritativen Aufgabe nicht entziehen. Sterbehilfe besagt auch, gegebenenfalls über den bevorstehenden Tod und seine daraus erwachsende Angst, Einsamkeit und Traurigkeit zu sprechen. Hier geht es nicht darum, ob dem Kranken die Wahrheit über den Stand seiner Krankheit gesagt werden soll, sondern nur, wie er schrittweise über den Ernst seiner Lage aufgeklärt wird, ohne daß ihm dabei jede Hoffnung genommen wird. Ein fortgesetztes Gespräch, eine echte menschliche Beziehung zum Sterbenden kann eine letzte Hilfe bieten, daß sich der Patient mit seinem Zustand abfindet.

Schließlich sollten sich Arzt und Krankenschwester nicht mit einer bloß biologischen Sicht und Wertung der Welt und des Menschen begnügen. Zur Wahrheit am Krankenbett gehört auch das Bewußtsein, daß das irdische Leben nicht alles ist. *Christlicher Glaube bietet eine Sinn- und Wesensdeutung des Todes* an, die dem Menschen auch über den Tod hinaus noch Hoffnung vermittelt. Der Tod bleibt zwar unbegreiflich wie Gott. Er bringt aber nach christlichem Verständnis den Menschen vor Gott als dem Urheber des eigentlichen Lebens. Wer eine solche Sicht des Todes annimmt, kann auch den Tod in dem Sinne zur Tat machen, daß er das unbegreiflich Verfügte annimmt und selbst noch im Tode einen letzten Sinn zu erblicken vermag.

Im Antlitz des Sterbenden aber begegnet dem, der sich auf eine Begegnung am Krankenbett einläßt, auch die für ihn noch ausstehende Wirklichkeit seines eigenen Sterbens. Wer sich gerade in einer solchen Situation des anderen annimmt, ihn in der letzten Phase seines Lebens nicht allein läßt, bezeugt, daß er in der Lage ist, sich selbst als sterblichen Menschen anzunehmen und »im Angesicht des Todes« zu leben. Wo dies der Fall ist, eröffnet sich die Möglichkeit, eine letzte Dimension der Wirklichkeit des Todes zur Sprache zu bringen: die Hoffnung, daß der Tod nicht das letzte Wort, sondern der Preis für neues Leben, Durchgang zu einem Leben in Fülle ist, wie es Christus den Glaubenden verheißen hat.

Wer aus einem solchen Glaubensbewußtsein heraus lebt, der wird durch seinen Dienst am kranken Menschen für andere Menschen allein schon durch sein überzeugendes Tun zum Träger der Hoffnung, zum Künder des Glaubens. Für einen solchen Dienst am kranken Menschen möchte auch ich als Theologe, Professor und Seelsorger allen, die sich einer so wichtigen Aufgabe wie der Sterbebegleitung stellen, danken und weiterhin Mut zusprechen.

Hans-Ludwig Schreiber

Gibt es ein Recht auf Selbstbestimmung am Lebensende?

Hindert das geltende Recht ein selbstbestimmtes, würdiges Lebensende, indem es wirksame Sterbehilfe nicht zuläßt oder beschränkt? Welchen Rahmen gibt das Recht, was ist zulässig?

Nach der Entwicklung der modernen Medizin stellt sich die Frage der Zulässigkeit von Sterbehilfe heute anders. Die Möglichkeiten zur Erhaltung und Verlängerung menschlichen Lebens sind in früher unvorstellbarer Weise gewachsen. Damit ist viel für Leben und Gesundheit der Menschen gewonnen worden. Andererseits kann die Anwendung aller gegebenen medizinischen Mittel zur sinnlos erscheinenden Fortdauer eines schwerstgeschädigten Lebens führen. Häufig erscheint fraglich, ob ärztliche Behandlung noch eine Hilfe oder nur eine Verlängerung von Leiden und Sterben bringt. Die in zunehmendem Maße verbreiteten sogenannten Patiententestamente, in denen vorsorgend für den Fall schwerster, aussichtsloser Krankheit eine weitere Behandlung untersagt wird, sind jedenfalls Anzeichen für mangelndes Vertrauen in den Arzt bei der Entscheidung über die Fortführung einer Behandlung zur Lebensverlängerung mit allen möglichen Mitteln. Soll nicht ein sinnlos und unerträglich gewordenes Leben mit Hilfe eines Medikaments beendet werden dürfen? Über sein durch Qualen und unerträgliche Leiden sinnlos gewordenes Leben beansprucht der Mensch selbst verfügen zu können. Wie das Recht auf Leben im Grundrecht des Artikel 2 des Grundgesetzes wird quasi als Spiegelbild auch das Recht auf den je gewählten eigenen Tod im Wege der Selbstbestimmung in Anspruch genommen.

Nach geltendem deutschen Recht ist die aktive Sterbehilfe, die direkte gezielte Beendigung eines Lebens durch einen anderen bei unerträglichem Leiden und unaufhaltbarer Krankheit verboten. Andererseits ist die Beihilfe zur Selbsttötung erlaubt. § 216 des Strafgesetzbuches bedroht die Tötung eines Kranken durch einen anderen auch bei ausdrücklichem und ernstlichem Verlangen mit einer gegenüber den Regelfällen der vorsätzlichen Tötung gemilderten Strafe. Zwar kommt diese Strafvorschrift in der Bundesrepublik höchst selten zur Anwendung, die Statistik verzeichnet jährlich nur wenige Verfahren. Es ist aber davon auszugehen, daß es eine erhebliche Zahl nicht entdeckter Fälle gibt.

In den Niederlanden ist die aktive Sterbehilfe kürzlich unter gewissen Bedingungen legalisiert worden. Zwar ist die Tötung eines Kranken im Strafgesetzbuch weiter verboten, die aktive Euthanasie wird aber bei Einhaltung bestimmter Regeln nicht bestraft. Zieht ein Arzt die gezielte Beendigung des Lebens eines Kranken auf dessen Wunsch hin in Betracht, muß er einen anderen Arzt konsultieren. Wenn das geschieht, die Ausgangsbedingungen und die Vorgänge in einem formalisierten Protokoll festgehalten werden und eine Meldung an den amtsärztlichen Leichenbeschauer erfolgt, kommt es in der Regel nach Prüfung durch die Staatsanwaltschaft unter dem Gesichtspunkt des Notstandes zu keinem Strafverfahren. Nach vorliegenden Berichten wird von der Möglichkeit aktiver Euthanasie durchaus nicht selten, vor allem bei Krebspatienten, Gebrauch gemacht. Im Jahre 1992 wurden nach der Statistik 1.323 Fälle gemeldet, davon wurde in vier Fällen eine strafrechtliche Verfolgung eingeleitet. 1993 zählte die Statistik 1.318 Fälle bei 14 Einleitungen von Strafverfahren durch die Staatsanwaltschaft. Aktive Sterbehilfe kann auch ohne ausdrückliches Verlangen des Kranken zulässig sein.

Von der aktiven unterscheidet sich die sogenannte indirekte Sterbehilfe. Bei ihr geht es um die Schmerzbekämpfung bei unheilbar Erkrankten, schwer Leidenden, die durch Medikamente zur Linderung von Schmerzen erfolgt. Sie soll auch zulässig sein, wenn dadurch der Eintritt des Todes beschleunigt werden kann. Der Unterschied zur aktiven Sterbehilfe liegt darin, daß hier der Tod nicht primär angestrebtes Ziel ist, er wird vielmehr als Nebenwirkung, als mögliches Risiko wegen des Vorranges gebotener Schmerzlinderung in Kauf genommen. In einer Resolution der Deutschen Gesellschaft für Chirurgie aus dem Jahre 1979 heißt es hierzu: »Bei manchen zum Tode führenden Erkrankungen steht die notwendige Leidensminderung so stark im Vordergrund, daß die Möglichkeit einer Lebensverkürzung als Nebenwirkung in Kauf genommen werden kann.« Die Praxis übt diese Art der Sterbehilfe verbreitet. Bei starken Schmerzen wird soviel an Analgetika verabreicht, daß der Kranke oft in einem Zustand nur sehr reduzierter Bewußtheit lebt.

Nur wenige Stimmen in der juristischen Literatur halten diese Form der Sterbehilfe für unzulässig. Auch Papst Pius XII. hat sie schon 1957 für moralisch zulässig erklärt, wenn er ausführte, die Schmerzmittelgabe mit unvermeidbaren Nebenwirkungen einer Lebensverkürzung sei bei Todkranken dann erlaubt, wenn ein anderes Mittel nicht zur Verfügung stehe und die Lebensverkürzung nicht direkt angestrebt werde.

Die Begründung für die Annahme rechtlicher Zulässigkeit solchen Verhaltens ist bestritten. Teils verneint man den Vorsatz einer Tötung oder bezweifelt jedenfalls seine Nachweisbarkeit. Andere sprechen vom erlaubten Risiko, wieder andere halten nur den Schuldvorwurf für ausgeschlossen. Mit Recht wird von der überwiegenden Ansicht auf den rechtfertigenden Notstand zurückgegriffen. In auswegloser Situation, bei unerträglichen Schmerzen ist das Risiko der Lebensverkürzung das kleinere Übel, das gerechtfertigt erscheint. Eine Güterabwägung im Rahmen des Notstandes erfolgt hier unter dem Gesichtspunkt der Lebensqualität. Eine Verkürzung der Dauer des Lebens wird hingenommen, um sonst unerträgliche Schmerzen zu vermeiden und den Rest des Lebens erträglich zu machen.

Freilich ist nicht zu verschweigen, daß zwischen indirekter und aktiver direkter Euthanasie nur eine hauchdünne Trennlinie auf der subjektiven Seite besteht. Der Tod wird nicht direkt erstrebt, aber doch wissend in Kauf genommen.

Den praktisch wohl bedeutendsten Bereich bezeichnet die sogenannte passive Sterbehilfe. Dabei geht es darum, ob stets alle medizinisch möglichen Maßnahmen zur quantitativen Lebensverlängerung eingesetzt werden müssen, oder ob und in welchen Grenzen es eine erlaubte Einschränkung von Behandlungsmaßnahmen geben kann. Wann und unter welchen Umständen darf oder soll der Arzt die Behandlung mit operativen Eingriffen, Medikamenten und intensivmedizinischen Maßnahmen einstellen oder auf Schmerzlinderung beschränken, wenn ein Aufhalten des Sterbens nicht zu erwarten ist? Die Rechtsprechung nimmt ein rechtlich relevantes Unterlassen schon an, wenn durch die unterlassene Maßnahme eine nicht völlig unwesentliche Verlängerung des Lebens möglich gewesen wäre. Dabei soll eine Zeit von einem Tag Lebensverlängerung schon von Bedeutung sein.

Daß es nicht unter allen Umständen geboten ist, die medizinisch möglichen Maßnahmen für einen Kranken anzuwenden, ist wohl weitgehend unbestritten. Zweifelhaft und nur sehr schwer zu bestimmen ist, in welchen Grenzen solche Einschränkungen der Behandlung möglich sind. Die

Grenzen einer Behandlungspflicht sind bisher wenig klar und teilweise lebhaft umstritten. Das Prinzip ist aber in der Sache akzeptiert. So hat der Bundesgerichtshof in einem heftig umstrittenen Fall einen Arzt, der eine Patientin auf ihren Wunsch hin nicht in die Intensivstation gebracht, sie vielmehr angesichts ihres schweren Herzleidens nach Tabletteneinnahme hatte sterben lassen, wie folgt formuliert: Der Arzt dürfe berücksichtigen, »daß es keine Rechtsverpflichtung zur Erhaltung eines erlöschenden Lebens um jeden Preis gibt. Maßnahmen zur Lebensverlängerung sind nicht schon deswegen unerläßlich, weil sie technisch möglich sind. Angesichts des bisherige Grenzen überschreitenden Fortschritts medizinischer Apparatur und Technologie bestimmt nicht die Effizienz der Apparatur, sondern die an der Achtung des Lebens und der Menschenwürde ausgerichtete Einzelfallentscheidung die Grenze der Behandlungspflicht.«

Die Schwierigkeiten beginnen bei der Festlegung dieser Grenze. Dabei ist die Bezeichnung »passive Sterbehilfe« durchaus zweifelhaft. Es geht nicht um bloße Passivität des Arztes. Beim Leiden und Sterben eines Menschen darf sich der Arzt nicht einfach zurückziehen. In den auf Hippokrates zurückgeführten Schriften heißt es, daß die Ärzte sich von Patienten mit zu weit fortgeschrittenen Krankheiten entfernen sollten, dafür sei die ärztliche Kunst nicht geschaffen. Aufgabe des Arztes ist es heute vielmehr, sich nicht zurückzuziehen und den hoffnungslos Kranken nicht allein zu lassen. Vielmehr muß es in solchen Situationen um schmerz-, angst- und unruhebekämpfende Therapie gehen, eine ärztliche Begleitung des Sterbens. Daran mangelt es heute noch verbreitet. Das Unterlassen möglicher schmerzlindernder Maßnahmen kann sogar nach geltendem Recht eine strafbare Körperverletzung darstellen.

Der ärztliche Behandlungsauftrag umfaßt Heilung, Besserung und Linderung von Krankheiten und Beschwerden,

aber nicht unter allen Umständen Maßnahmen zur Lebensverlängerung. Oft ist es schwierig, die Möglichkeiten und
den Sinn weiterer Behandlung festzustellen oder auch nur
verläßlich einzuschätzen.

Was soll hier gelten? Manche stellen allein auf den geäußer-
ten Willen des Patienten ab. Richtig ist, daß ohne Einwilligung des Kranken eine Aufnahme und auch eine Fortsetzung einer Behandlung nicht zulässig ist. Nur auf den
schnell erfragbaren subjektiven Willen des Patienten kann
aber nicht abgestellt werden. Der Wunsch, eine Behandlung zu beenden, kann aus einer momentanen depressiven
Verstimmung unter den schweren Belastungen der Krankheit geäußert werden. Hier ist es Pflicht des Arztes, dem
Kranken im Gespräch und mit möglichen medikamentösen
Maßnahmen über solche Situationen hinwegzuhelfen.

Was aber will der Patient wirklich, wenn er sagt, er wolle
nicht mehr leben? Oft handelt es sich um einen Ruf um
Hilfe und Zuwendung und ein Indiz dafür, daß die Situation der Behandlung als unerträglich empfunden wird. Das
Abstellen auf das Selbstbestimmungsrecht kann formal
richtig, aber in der Sache eine Nichtachtung der Person
des Betroffenen sein. Es geht nicht nur um den abstrakt ver-
nünftigen Patienten, sondern auch um den konkret leidenden. Der wird oft selbst nicht wissen, was er denn wollen
soll, und er wird seinen Arzt fragen, was dieser meine, was
getan werden könne oder ob die Behandlung eingeschränkt
werden soll. Niemand kann bestreiten, daß der Wille des
Patienten die Grenze für jede Behandlung darstellt. Oft
aber kann in Situationen schwerer Erkrankung eine Wil-
lensfähigkeit, wie etwa bei Bewußtlosigkeit, überhaupt fehlen oder erkrankungsbedingt schwer eingeschränkt sein.
Hinzu kommt die Schwierigkeit einer vollständigen Aufklärung in der Situation schwerer Krankheit. Oft wird sie
nicht möglich sein. Häufig entsteht der Wille erst im Ge-

spräch mit dem Arzt und auf dessen Empfehlung. Die bloße Berufung auf das Selbstbestimmungsrecht wäre eine zu einfache Lösung, die am Problem, was getan werden kann und soll, vorbeigeht. Die Frage ist auch, was dem Patienten an Behandlung noch angeboten werden soll. Ein bloßes Aufzählen möglicher Alternativen reicht hier nicht aus, vom Arzt wird ein Rat gefordert, seine Hilfspflicht umfaßt auch das.

Es ist aber auch nicht möglich, allein auf die medizinischen Möglichkeiten abzustellen. Die Medizin trägt ihr Maß und ihre Wichtigkeit nicht in sich, so daß alles, was technisch getan werden kann, schon das zu Tuende wäre. Man kann die moderne Intensivbehandlung andererseits nicht einfach als unmenschlich und schädlich abtun. Wir sollten uns hüten, die Möglichkeiten der Intensivmedizin zu dämonisieren. Durch sie wird außerordentlich viel an Lebensverlängerung und Leidensminderung geleistet. Möglich ist es auch nicht, außerordentliche von normalen, natürlichen Maßnahmen zu unterscheiden. Das Natürliche, Normale kann nicht in Gegensatz zum sogenannten Außerordentlichen gestellt werden. Denn die Natur ist nichts in sich Stimmiges und wesentlich Richtiges. Der Mensch ist kein bloßes Wesen der Natur. Wenn Heilung und Schmerzlinderung nur mit außerordentlichen Maßnahmen erreichbar sind, so ist nicht einzusehen, warum dieses Außerordentliche unter Berufung auf das Normale nicht getan werden soll.

Der Bundesgerichtshof hat in einem neuen, dem sogenannten Kemptener Urteil mit Recht zunächst auf den Willen und in zweiter Linie auf einen mutmaßlichen Willen des Kranken abgestellt, falls eine ausdrückliche Willensäußerung nicht vorliegt und nicht erreichbar erscheint. Bei der Frage nach dem mutmaßlichen Willen geht es darum, was der Patient wohl wünschen würde, wenn er sich äußern könnte. Hierfür sollen seine früheren mündlichen oder schriftlichen Äußerungen ebenso berücksichtigt werden wie seine religiösen Überzeugungen, seine persönlichen Wertvorstellungen, seine altersbedingte Lebenserwartung oder das Erleiden von Schmerzen.

Wenn sich bei der gebotenen sorgfältigen Prüfung konkrete Umstände für die Feststellung des individuellen mutmaßlichen Willens nicht finden lassen, so könne und müsse auf Kriterien zurückgegriffen werden, die allgemeinen Wertvorstellungen entsprechen, das heißt, es ist darauf abzustellen, was ein Patient üblicherweise in solcher Situation wünschen würde. Dabei sei jedoch, so der Bundesgerichtshof, Zurückhaltung geboten, im Zweifel habe der Schutz menschlichen Lebens Vorrang vor persönlichen Überlegungen des Arztes, der Angehörigen oder sonstiger Beteiligter. Die Entscheidung werde naturgemäß auch davon abhängen, wie aussichtslos die ärztliche Prognose und wie nahe der Patient dem Tode ist. Je weniger die Wiederherstellung eines nach allgemeinen Vorstellungen menschenwürdigen Lebens zu erwarten ist und je kürzer der Tod bevorsteht, umso eher werde ein Behandlungsabbruch vertretbar erscheinen.

Im Entwurf einer Leitlinie zum Umfang und zur Begrenzung der ärztlichen Behandlungspflicht hat die Deutsche Gesellschaft für Chirurgie unter meiner Mitwirkung versucht, nähere Kriterien dafür zu entwickeln. Dabei wird darauf abgestellt, daß es immer nur um den individuellen Patienten und sein Leben gehen kann, nicht um Kosten der Therapie und ökonomische Gesichtspunkte. Es wird versucht, Situationen herauszuarbeiten, bei denen Therapiebegrenzung und Therapieänderung in Betracht kommen kann. Genannt werden hier Patienten, die sich im Endstadium einer Krankheit befinden, etwa einem Krebsleiden, einer langfristigen, fortschreitenden Herzinsuffizienz oder bei wiederholten Hirninfarkten, und die in einen moribunden Zustand geraten. Weiter wird auf Situationen abgestellt, in denen sich Patienten mit schwerer Erkrankung und hinreichend sicher feststellbarer infauster Prognose befinden; etwa bei einem fortschreitenden Organversagen, bei letalen Komplikationen bei einer Grunderkrankung mit infauster Prognose, weiter etwa bei einer ganz hochgradigen Verbrennung mit hoffnungsloser Prognose. Weiter soll Behandlung eingeschränkt werden dürfen bei Patienten mit irreversiblem apallischem Syndrom oder anderen schwersten Defektzuständen, etwa einer Alzheimerschen Erkrankung. Hier können Komplikationen, wie Infektionen oder kardiale Erkrankungen eine Therapieeinschränkung nahelegen.

Wie weit frühere Äußerungen in sogenannten Patiententestamenten maßgeblich sind, ist bisher noch nicht abschließend geklärt. Sicher kann eine Erklärung in früheren gesunden Tagen, man wolle bei unheilbarer Krankheit nicht weiter behandelt werden, die erforderliche Entscheidung in der Situation schwerster Krankheit nicht vorwegnehmen und ersetzen. Solche Patientenverfügungen – um Testamente handelt es sich ja nicht – können umso gewichtiger sein, je mehr sie zeitlich und sachlich in der Nähe der kritischen Situation der Krankheit liegen.

Anders als die aktive gezielte Tötung auf Verlangen ist die Beihilfe zur Selbsttötung in der Bundesrepublik nicht strafbar. Jemandem Hilfe zur eigenen Tötung zu leisten, ist also erlaubt. Es ist daher nicht strafbar, jemandem Gift zur eigenen Tötung zur Verfügung zu stellen. Die Abgrenzung der unzulässigen Tötung auf Verlangen von der erlaubten Beihilfe zur Selbsttötung wird nach den Kriterien der Unterscheidung von Täterschaft und Teilnahme vorgenommen. Zur Täterschaft reichen zwar der Wille zur Tötung und ein Interesse an ihr nicht aus. Sie ist aber dann gegeben, wenn der Handelnde das zum Tode führende Geschehen beherrscht, also jemandem von sich aus den Tod gibt. Wer dagegen bis zum Ende die eigene Entscheidung über sein Schicksal hat, der tötet sich selbst, auch wenn ihm jemand dabei hilft. Täterschaft und damit verbotene aktive Sterbehilfe soll auch dann vorliegen, wenn etwa ein Suizident als unfrei handelndes Werkzeug eines anderen anzusehen ist. Das kann etwa der Fall sein, wenn jemand aufgrund einer Täuschung oder wegen auf ihn ausgeübten Druckes etwa durch Drohungen ein Gift nimmt. Wenn, so lautet die allgemeine Formel, der sich selbst den Tod Gebende nicht eigenverantwortlich gehandelt hat, ist der Veranlasser als Täter einer Fremdtötung strafbar. Eine solche Eigenverantwortlichkeit fehlt, wenn der Entschluß zum Tode nicht Ausdruck eines freien und ernstlichen Verlangens nach dem eigenen Tod ist, sondern durch Willensmängel beeinflußt wird, etwa durch eine Täuschung oder eine krankheitsbedingte Depression. Begibt sich jemand in die Hand eines anderen, um von ihm den Tod entgegenzunehmen, dann habe dieser andere die Tatherrschaft. Hatte er dagegen bis zuletzt die freie Entscheidung über sein Schicksal, dann hat er sich selbst getötet, wenn auch mit fremder Hilfe.

Freilich kann derjenige, der zunächst straflos nur Beihilfe leistet – das gilt auch für den Arzt –, dennoch strafbar werden, wenn er nach Einnahme des Giftes durch den Patienten nicht die möglichen und gebotenen ärztlichen Hilfsmaßnahmen ergriffen hat, um das Leben des Patienten zu retten. Dann kommt nämlich ein durch Unterlassen begangenes Tötungsdelikt in Betracht. In der Rechtsprechung wird der Zeitpunkt des Bewußtseinsverlustes beim Patienten als grundsätzlich maßgeblich für das Entstehen einer Hilfspflicht angesehen. Wenn der Patient infolge Bewußtlosigkeit endgültig die tatsächliche Möglichkeit zur Beeinflussung des weiteren Geschehens, also auch seiner möglichen Rettung verloren habe, so hänge der Eintritt des Todes dann vom Verhalten des anwesenden Arztes ab. In solcher Situation kann grundsätzlich, ungeachtet einer vorher straffrei geleisteten Beihilfe, eine Rettungs- und Hilfspflicht entstehen. Das ist freilich nicht stets der Fall, vielmehr kann eine Rettung angesichts des Zustandes des Patienten aussichtslos oder mit schwersten Schäden möglich sein. Eine Garantenstellung des Arztes für eine Verlängerung des Lebens nach Eintritt der Bewußtlosigkeit hat die Rechtsprechung für den sogenannten Normalpatienten nach zulässigem, sei es einverständlichem oder auch einseitigem Behandlungsabbruch in aller Regel verneint. Der von einem urteilsfähigen Patienten ausgesprochene Verzicht auf eine weitere Behandlung bindet den Arzt auch dann, wenn der Patient im Verlauf der Krankheit das Bewußtsein verliert und keine wesentliche Veränderung hinsichtlich des erteilten Einverständnisses zur Behandlungseinschränkung erkennbar ist. Insoweit begrenzt das Selbstbestimmungsrecht des Patienten die Verantwortlichkeit des Arztes als Garant für dessen Leben. Ob und inwieweit das auch für den Suizidpatienten gilt, ist nicht unstreitig. Der Bundesgerichtshof hat es bisher nur in sehr engen Grenzen anerkennen wollen. Jedenfalls dann, wenn der ohne ärztlichen Eingriff dem sicheren Tode preisgegebene Suizident bereits bewußtlos sei, dürfe sich der behandelnde Arzt nicht allein nach dessen vor Eintritt der Bewußtlosigkeit erklärten Willen richten, sondern habe in eigener Verantwortung eine Entscheidung über die Vornahme oder Nichtvornahme auch des nur möglicherweise erfolgreichen Eingriffs zu treffen.

Nicht zu Unrecht hat man von dieser Rechtslage gesagt, sie sei nicht ohne Brüche. Wenn nach einer zulässigen Beihilfe noch Rettungs- und Hilfspflichten mit der Folge einer Strafbarkeit wegen Tötung durch Unterlassen entstehen, so erscheint das widersprüchlich und verfehlt. Es ist jedenfalls falsch, dann eine Pflicht zum Eingreifen anzunehmen, wenn keine Anhaltspunkte dafür vorhanden sind, daß der Patient etwa seinen vorher erklärten Willen geändert habe.

Allein der Eintritt der Bewußtlosigkeit im vorhersehbaren Verlauf der Krankheit, auch bei Einnahme von Gift, kann keine erneuten Hilfspflichten auslösen.

Es wird gefordert, die Strafbarkeit der Tötung auf Verlangen überhaupt zu beseitigen. Bei einer Anhörung im Rechtsausschuß des Deutschen Bundestages wurde die Einführung eines weiteren Absatzes in § 216 StGB vorgeschlagen. Dieser sollte lauten: »Der Täter handelt dann nicht rechtswidrig, wenn er die Tat begangen hat, um einen menschenwürdigen Tod herbeizuführen.« Mit der religiös oder ethisch fundierten Überzeugung von der Unverfügbarkeit allen Lebens lasse sich keine staatliche Strafdrohung begründen. Über die Einwilligung zur Tötung müsse der Einzelne allein selbst entscheiden. Es sei nicht einzusehen, warum man jemandem bei schwerster Krankheit und belastenden Schmerzen nicht die Möglichkeit geben wolle, dieses Leben mit ärztlicher Hilfe zu beenden. Es liege eine notstandsähnliche Situation vor.

Mir erscheint in der Tat zweifelhaft, warum man einem Menschen verweigern will, was man jedem Tier zugesteht, nämlich ein ganz unerträglich gewordenes, nur noch in Qualen bestehendes Leben zu beenden. Kann es wirklich Gottes Wille sein, daß man ein von ihm gegebenes Leben unter solchen Bedingungen weiter führen muß? Verlangt er das tatsächlich vom Menschen oder darf man nicht dieses Leben in Gottes Hand zurückgeben?

Gegenüber solchen Argumenten wird nicht ohne Grund auf die Gefahren hingewiesen, die sich durch die Zulassung einer gezielten direkten Tötung für das schwerkranke und alte Leben ergeben würden. Menschliches Leben würde anderen verfügbar, der staatliche Lebensschutz an einer entscheidenden Stelle durchbrochen. Unabwendbare Gefahren des Mißbrauchs würden, so wird argumentiert, entstehen. Es gäbe kein akzeptables Verfahren zur Prüfung der

Freiwilligkeit und Ernsthaftigkeit eines Sterbewunsches. Werde die aktive Sterbehilfe zugelassen, so könne direkt und indirekt auf Kranke und Alte, die sich oft selbst als Last für sich und ihre Umwelt empfinden, ein Druck ausgehen, ihre Tötung zu verlangen, um z. B. die Angehörigen von den Belastungen einer Pflege zu befreien. Eine aktive Beendigung des Lebens dürfte kein Thema zwischen Kranken und Ärzten sein.

Es drohe – so wird, meine ich, mit Recht gesagt – ein Umschlag von einem Recht zur Selbstbestimmung auf Beendigung des eigenen Lebens zu einem belastenden Gefühl der Pflicht zur Beendigung des eigenen, sozial belastend gewordenen Daseins. Das gilt besonders in einer Situation, in der die Ressourcen im Gesundheitswesen knapp geworden sind und allenthalben nach Einschränkungen gerufen wird. Ein wesentlicher Teil der von den Kassen zur Verfügung gestellten Mittel wird von Kranken in den letzten beiden Jahren ihres Lebens verbraucht. Liegt es da nicht nahe, zu erwarten, daß Kranke die Beendigung ihres für sie und die Allgemeinheit nur belastenden Lebens verlangen? Gefahren für den Lebensschutz würden insbesondere entstehen, wenn man, wie in den Niederlanden, auch eine Tötung ohne eigenes Verlangen zulassen will, wenn auch nur in sochen Fällen, in denen der Betroffene nicht in der Lage ist, einen Wunsch zu äußern. Es würden auch schwerwiegende Beweisprobleme beim Lebensschutz entstehen. Wer will jemandem, der einen anderen getötet hat, die Behauptung widerlegen, er habe auf Verlangen gehandelt, wenn der Betroffene inzwischen tot ist und solches Verlangen angesichts schweren Leidens oder belastender Altersdefekte plausibel erscheint?

Aber sollen Todkranke leiden müssen, weil durch die Zulassung ihrer Tötung Gefahren für andere entstehen würden? Soll wegen der Gefahren des Mißbrauchs eine Abkürzung unerträglicher Leiden verboten sein? Mir scheinen mit der Zulassung einer aktiven Sterbehilfe so erhebliche Gefahren verbunden, daß ich für ihre prinzipielle Straflosigkeit nicht eintreten möchte. Krankes und geschädigtes Leben würde in erheblichem Umfange mittelbar fremd verfügbar.

Es besteht auch kein unabweisbares Bedürfnis für die Zulassung einer aktiven Tötung, wenn die geschilderten Möglichkeiten der indirekten und sogenannten passiven Sterbehilfe genutzt werden. Mit Recht wird die Schmerzbekämpfung bei unheilbar Erkrankten, schwer Leidenden für zulässig gehalten, auch dann, wenn dadurch der Eintritt des Todes beschleunigt wird. Freilich trennt diese Art von Sterbehilfe nur ein ganz schmaler Grat von der aktiven, direkten Tötung. In der Praxis wohl am bedeutsamsten ist die sogenannte Behandlungseinschränkung. Hier muß der Mut gefordert werden, sinnlos gewordene Behandlung nicht fortzusetzen oder zu beginnen, sondern auf Basispflege und Schmerzbekämpfung umzustellen. Dabei darf freilich die Gefahr nicht übersehen werden, daß auf diese Weise geschädigtes Leben mit Gleichgültigkeit preisgegeben werden kann. Solche Gefahren bestehen in der Zeit knapper Ressourcen gerade gegenüber Alterspatienten. Ökonomische Gesichtspunkte dürfen nicht das Ausmaß und den Umfang einer Behandlung bestimmen. Es kann allein darauf ankommen, ob eine weitere Behandlung mit Operationen und intensivmedizinischen Maßnahmen angesichts des Zustandes des Kranken noch sinnvoll erscheint.

Woran es fehlt, sind Möglichkeiten der Betreuung und Behandlung Todkranker und Sterbender bis zu ihrem Ende. Die aktive gezielte Tötung ist ein zu glatter, einfacher Weg, sich der Todkranken zu entledigen. Die Erfahrung zeigt, daß ein Tötungswunsch oft nicht mehr erhoben wird, wenn eine Isolierung und Vereinsamung des Kranken vermieden wird, er menschliche Zuwendung und hinreichende Schmerzlinderung erfährt. Im gegenwärtigen System unserer Akutkrankenhäuser fehlt es daran oft. Es gibt viel zu tun in der Sterbehilfe, nicht nur für die Ärzte und Pflegekräfte, sondern für uns alle.

Literatur

Attrott/Pohlmeier (Hrsg.): Sterbehilfe in der Gegenwart, 1990.

Baumann, J. u. a.: Alternativentwurf eines Gesetzes über die Sterbehilfe (AE-Sterbehilfe), 1986.

Böckle, Franz: Menschenwürdig sterben, 1979.

Dörner, K.: Tödliches Mitleid – zur Frage der Unerträglichkeit des Lebens. 2. Aufl. 1989.

Eser, A./Koch, K. J. (Hrsg.): Materialien zur Sterbehilfe. Eine internationale Dokumentation. 1991 (mit Bibliographien).

Heuer, S.: Aufklärung und Sterbehilfe beim Krebspatienten aus juristischer Sicht. Der Onkologe 6/96, S. 624 ff.

Kaufmann, A.: Euthanasie – Selbsttötung – Tötung auf Verlangen, Juristenzeitung 1989, S. 481 ff.

v. Lutterotti, U.: Menschenwürdiges Sterben, 1985.

Schreiber H.-L.: Das Recht auf den eigenen Tod – zur gesetzlichen Neuregelung der Sterbehilfe. Neue Zeitschrift für Strafrecht 1986, S. 337 ff.

Wachsmuth, W./Schreiber, H.-L.: Erläuterungen zu den Hinweisen der Deutschen Gesellschaft für Chirurgie zur Behandlung Todkranker und Sterbender, Medizinische Welt 1979, S. 1380 f.

Wassermann, R.: Das Recht auf den eigenen Tod, in Winau/ Rosenheimer (Hrsg.): Tod und Sterben, 1984, S. 381 ff.

Ruth Mattheis

Euthanasie und gesellschaftlicher Auftrag der Medizin – ein Widerspruch?

Stellen wir uns die Situation eines hoffnungslos Krebskranken im Endstadium vor und machen uns bewußt, worin der Arzt als Vertreter der Medizin, gleichzeitig aber auch der Gesellschaft zugehörig, in verschiedenen Epochen der abendländischen Kultur seine Aufgabe gegenüber einem solchen Patienten sah oder sieht.

Der Arzt im klassischen Griechenland, sofern er der hippokratischen Schule angehörte, stellte seine Behandlungsbemühungen ein und zog sich von dem Kranken zurück. Er war der Heiler, und wo es nichts mehr zu heilen gab, galt seine Aufgabe als beendet.

Im christlichen Mittelalter, wo der Arzt sehr häufig zugleich Priester oder Mönch war, wurde erwartet, daß er dem Kranken bis zu seinem Ende beistand und vor allem auch dafür sorgte, daß er sein Leben nicht beendete, ohne die Sterbesakramente empfangen zu haben, das heißt der Arzt war nicht nur für das körperliche, sondern auch für das Seelenheil des Patienten verantwortlich.

Heute, bei ganz anderen therapeutischen Möglichkeiten, werden die Behandlungsbemühungen auch beim hoffnungslos Kranken oft sehr lange fortgesetzt, und es ist nicht immer leicht, Einvernehmen zwischen allen an der Betreuung Beteiligten herzustellen, wann es an der Zeit ist, die Therapie zu beenden. Im Selbstverständnis, aber auch aus der Sicht der Gesellschaft, ist der Arzt der Lebensbewahrer und -erhalter.

Diese wenigen Hinweise lassen erkennen, daß die Einstellung zu Kranken in der Endphase des Lebens und der Umgang mit ihnen, abhängig vom Geist einer Epoche, Veränderungen unterliegen. Unzweifelhaft hängen sie eng zusammen auch mit der Einstellung zum Tod.

Es wurde gesagt, daß die Schüler des Hippokrates ihre therapeutischen Bemühungen beim unheilbar Kranken einstellten, sie wurden aber zugleich durch ihren Berufseid verpflichtet, dem Patienten kein tödliches Gift zu verabreichen: Verbot also der aktiven Sterbehilfe. Diesbezüglich ergibt sich jedoch für das klassische Griechenland, bedingt durch die unterschiedlichen philosophischen Schulen, kein einheitliches Bild. So bekennt sich Plato am Ende eines längeren Diskussionsprozesses schließlich dazu, aktive Sterbehilfe beim hoffnungslos Kranken für zulässig zu halten. Aristoteles verwirft diesen Gedanken, während die Epikureer und Stoiker ihn akzeptieren. Es gibt jedenfalls nicht wenige Hinweise darauf, daß aktive Sterbehilfe in Griechenland praktiziert wurde.

Das Christentum wendete sich mit Entschiedenheit gegen diesen Gedanken. Das Leben, verstanden als Geschenk Gottes, kann nur von ihm beendet werden. Der Tod, im Mittelalter ein alltägliches Erlebnis für Menschen aller Altersgruppen, verlor in der Hoffnung auf ein besseres Jenseits viel von seinem Schrecken. Vom Arzt wurden Behandlung und Beistand bis zur Sterbestunde erwartet, wie zum Beispiel im Stundenbuch der Katharina von Kleve bildlich dargestellt. Die Ars-moriendi-Literatur, die sogenannten Sterbebüchlein des Spätmittelalters, bezeugen, wie intensiv und im wahren Sinn des Wortes gottergeben man sich in dieser Epoche mit Sterben und Tod beschäftigte.

In der Neuzeit verändert sich dies allmählich, wobei zwei entgegengesetzte Strömungen deutlich wurden. Einerseits trat zu den bis dahin geltenden Pflichten des Arztes – Krankheiten zu heilen und sowohl für das körperliche Wohl als für das Seelenheil seiner Patienten Sorge zu tragen – eine weitere Pflicht hinzu, die ein immer größer werdendes Gewicht bekommen hat: das Leben »um jeden Preis« zu erhalten.

Andererseits bewirkten der sich abschwächende Einfluß der Kirche auf die Gesellschaft und die zunehmende Bedeutung, die der Eigenverantwortung des Menschen und seinem Recht auf Selbstbestimmung zuerkannt werden, daß die im Mittelalter einheitliche Ablehnung der Sterbehilfe heute so nicht mehr besteht.

Die Menschen unserer Zeit erwarten von der Medizin sehr viel, nicht selten zu viel, und die Medizin tut wenig, vielleicht darf man sagen nichts, um überhöhte Erwartungen auf ein sachlich begründetes Maß zurückzuführen.

Da viele Menschen ohne Glauben an ein Weiterleben nach dem Tod sind, gewinnt das »Hier und Jetzt« eine überwertige Bedeutung. Es darf daher nicht wundern, daß die Lebenserhaltung zu einem vorrangigen Ziel wird, für Patienten ebenso wie für Ärzte, wobei für letztere noch hinzukommt, daß sie den Tod eines Patienten nicht selten als Niederlage und persönlichen Mißerfolg erleben.

Es mag verwundern, daß man sich in einer Zeit, in der die Erhaltung des Lebens eine so große Bedeutung gewonnen hat, zugleich mit erneutem Interesse den Themen Sterbebegleitung und Sterbehilfe zuwendet. Die zahlreich angebotenen Veranstaltungen hierzu begegnen lebhaftem Interesse. Nun entspricht es der Erfahrung, daß jeder Bewegung eine Gegenbewegung folgt. Das Pendel schlägt erst nach der einen, dann nach der anderen Seite aus. Über die treibende Kraft dessen, was wir den Zeitgeist nennen, ist ohnehin nicht viel bekannt. Aber sicherlich trägt auch der Fortschritt der Medizin dazu bei, daß eine verstärkte Hinwendung zu diesen Themen zu beobachten ist.

Als ich vor 50 Jahren meine ersten Schritte im Bereich der Medizin tat, war das Wort »Patiententestament/Patientenverfügung« ein unbekannter Begriff. Heute beschäftigt er nicht wenige Menschen, wenn auch nur ein Teil von ihnen die Konsequenz zieht, eine entsprechende Verfügung abzufassen oder besser: ein Vorsorgevollmacht zu erteilen.

Die heute gegebenen Möglichkeiten der Medizin führen unter Umständen dazu, daß das Bemühen, das Leben zu erhalten, letztlich doch nur eine Verlängerung des Sterbeprozesses bewirkt oder eine Fortsetzung des Lebens in einer Form zur Folge hat, die viele Menschen für sich selbst nicht wünschen. Diejenigen, die so etwas im Verwandten- oder Freundeskreis miterlebt haben, beginnen in der Regel darüber nachzudenken und beschäftigen sich mit der Frage, wie das eigene Leben zu Ende gehen wird.

Der Begriff Euthanasie wurde bisher absichtlich vermieden, weil er hierzulande eindeutig negativ besetzt ist und auch mißverständlich sein kann. Ich verwende statt dessen die Begriffe Sterbehilfe und Sterbebegleitung. Dabei ist mir bewußt, daß letztere einen eigenen Problemkreis darstellt, der aber doch mit dem der Sterbehilfe so eng verflochten ist, daß er nicht unberührt bleiben kann.

In früheren Zeiten starb ein Mensch in der Regel zu Hause in Anwesenheit von Verwandten und Freunden, die ihm im wahren Sinne des Wortes bis zuletzt beistanden. Auch heute hat wohl die Mehrzahl der Menschen den dringenden Wunsch, nicht allein zu sterben, der aber angesichts der Tatsache, daß im Durchschnitt 50 % aller Sterbefälle – in Großstädten 65 % – im Krankenhaus stattfinden, sehr häufig nicht oder zumindest nicht in guter Weise erfüllt wird. Im Gegensatz zum Mittelalter haben viele, ja wohl die meisten Menschen heute keine unmittelbare Erfahrung mit Sterben und Tod. Sie fürchten sich davor und folgen auch darum gern dem Vorschlag des Arztes, den Sterbenden ins Krankenhaus zu bringen. Ich bin mir bewußt, daß Verallgemeinerungen immer auch Ungerechtigkeiten beinhalten und weiß, daß es gerade in jüngster Zeit Anzeichen für eine Umkehr dieses Trends gibt. Ich denke aber auch oft an die häufig noch jungen Pflegekräfte und Ärzte im Krankenhaus, die angesichts von Sterben und Tod zunächst genauso unerfahren sind wie die Allgemeinbevölkerung, und von denen trotzdem erwartet wird, daß sie nicht nur dem Todkranken, sondern auch den Angehörigen beistehen, und dies ungeleitet von Tradition und Riten, wie sie das Mittelalter kannte. Ich halte dies in vielen Fällen für eine erhebliche Überforderung.

Doch nun zum Thema Sterbehilfe. Ich unterteile sie in herkömmlicher Weise in die sogenannte indirekte, die passive und die aktive Sterbehilfe, obwohl diese Unterteilung auch in Frage gestellt werden kann. Indirekte Sterbehilfe bedeutet für mich Symptombekämpfung, in der Regel Schmerzbekämpfung. Passive Sterbehilfe ist sterben lassen. Aktive Sterbehilfe heißt töten.

Bei der indirekten Sterbehilfe werden hohe Dosen von Medikamenten, in aller Regel Schmerzmittel, gegeben, was durch die Nebenwirkung der Atemdepression eine Lebensverkürzung zur Folge haben kann. Da Schmerzfreiheit für die Mehrzahl der Menschen ein hochrangiges Ziel und die Bereitschaft zu leiden gering ist, wird diese Form der Sterbehilfe vom weitaus größten Teil der Gesellschaft gutgeheißen, ja erwartet. Als Arzt bewegt einen dabei allerdings die Frage, ob eine gute, rechtzeitig eingeleitete Schmerztherapie, die in Deutschland immer noch viel zu selten praktiziert wird, den maximalen Einsatz entsprechender Medikamente in der Endphase und damit auch das Risiko der Atemdepression vermeidbar machen würde.

Unter passiver Sterbehilfe wird der Nichteinsatz oder Abbruch lebenserhaltender Maßnahmen in einer aussichtslosen, auf das Ende zugehenden Situation verstanden. Dies ist der Bereich, in dem eventuell die Patientenverfügung zur Geltung kommt. Menschen, die sich vor einem, wie sie es nennen, würdelosen Sterben fürchten, worunter sie vor allem den Einsatz intensivmedizinischer Maßnahmen verstehen, verfügen im voraus, daß sie deren Einsatz nicht wünschen. Sie tun allerdings, seit das Betreuungsgesetz in Kraft ist, besser daran, eine sogenannte Vorsorgevollmacht zu erteilen, d. h. sie bestimmen eine oder mehrere Personen ihres Vertrauens, die im Falle eigener Handlungsunfähigkeit rechtswirksam für sie handeln und entscheiden können.

Ich bin sicher, daß ein nicht kleiner Teil der heutigen Gesellschaft dem Gedanken positiv gegenübersteht, den Sterbeprozeß nicht zu verlängern, wenn keine Hoffnung auf Besserung oder gar Heilung mehr besteht. Aber es gibt Situationen, in denen der Kranke das Ende herbeiwünscht, die Angehörigen jedoch auf Fortsetzung der Behandlung bestehen, und es bleibt die Schwierigkeit, den Zeitpunkt zu erfassen, von dem an keine Hoffnung mehr besteht.

Trotzdem kann man sagen, daß auch in einer Bevölkerung, für die die Erhaltung des Lebens ein hohes und wünschenswertes Ziel ist, zahlreiche Menschen der indirekten und der passiven Sterbehilfe nicht ablehnend gegenüberstehen.

Sehr viel stärkere Gegensätze treten zutage, wenn es um aktive Sterbehilfe geht, die, wenn der Kranke sie wünscht, juristisch gesehen den Strafbestand der Tötung auf Verlangen darstellt. Hier wird deutlich, wie unterschiedlich die Wertevorstellungen in unserer heutigen Gesellschaft sind. Während für die einen der Schutz des Lebens, verankert im fünften Gebot und in unserem Grundgesetz, an erster Stelle steht, weisen andere diesen Platz der Autonomie, dem Selbstbestimmungsrecht des Patienten zu. Sie sprechen vom »Recht auf Tod«. Ich selbst bin ein entschiedener Gegner der aktiven Sterbehilfe, wobei sicherlich auch die Ereignisse unter dem Nationalsozialismus nachwirken. Ich fürchte den »Dammbruch«, den »slippery slope«, wenn man hier auch nur in beschränktem Rahmen Konzessionen machen würde. Dabei verkenne ich nicht, wie schwierig es

140

für den Arzt sein kann, dem Drängen eines Patienten auf Beendigung seiner Leiden zu widerstehen, und möchte den Kollegen, der einem solchen Wunsch in einer Extremsituation nachgibt, nicht unreflektiert als gewissenlos und damit moralisch minderwertig einstufen.

Meine bisherigen Ausführungen fasse ich zusammen in der Feststellung, daß ich die im Titel gestellte Frage, ob Sterbehilfe und der gesellschaftliche Auftrag der Medizin im Widerspruch zueinander stehen, nicht eindeutig bejahend beantworte. Ich habe ausgeführt, daß ein Teil der Bevölkerung der indirekten und der passiven Sterbehilfe nicht ablehnend gegenübersteht und daß es auch Befürworter der aktiven Sterbehilfe gibt.

Besondere Schwierigkeiten, einen eigenen Standort in diesem Bereich zu finden, haben nicht selten die Ärzte. Dies mag zunächst überraschen, hat aber bei näherem Zusehen verständliche Gründe.

Die Ausbildung des Arztes ist nahezu ausschließlich ausgerichtet auf Lebenserhaltung. Probleme der Sterbehilfe werden, von Ausnahmen abgesehen, nicht erörtert, eine Anleitung der Gesprächsführung in diesbezüglichen Situationen wird nicht gegeben. Wohl aber erfährt der angehende Arzt frühzeitig von den juristischen Risiken, die er eingeht, wenn er die eine oder andere diagnostische oder therapeutische Maßnahme nicht durchführt. Daß dies alles eher Unsicherheit als Sicherheit fördert, darf nicht verwundern.

Ich mache Sie im folgenden mit einigen Ergebnissen einer Repräsentativerhebung bei Ärzten in Deutschland zum Thema Sterbehilfe bekannt, die 1996 von der Epidemiologischen Forschung Berlin, einer Tochter von Infratest, durchgeführt wurde. Es beteiligten sich rund 280 niedergelassene und rund 180 Krankenhausärzte. Zum Teil wurden vergleichende Aussagen der Gesamtbevölkerung herangezogen.

Indirekte bzw. passive Sterbehilfe sahen 88 % der Krankenhausärzte und 73 % der niedergelassenen als erlaubt und vertretbar an. 20 % der erstgenannten und 8 % der zweiten Gruppe erklärten, sie mindestens schon einmal praktiziert zu haben.

50 % der Ärzte geben an, von Patienten um aktive Sterbehilfe gebeten worden zu sein (65 % der Onkologen).

Einer solchen Bitte entsprochen zu haben, erklärten 1 % der im Krankenhaus tätigen und 8 % der niedergelassenen Ärzte.

Ein markanter Unterschied besteht bei der Einstellung zur aktiven Sterbehilfe zwischen Ärzten und Bevölkerung. Nur 3 % der Ärzte befürworten sie gegenüber 33 % der (männlichen) Bevölkerung in den Altbundesländern und 28 % in Ostdeutschland. Meine Aussage, daß in der Bevölkerung eine gewisse Neigung auch zu aktiver Sterbehilfe besteht, ist damit zahlenmäßig belegt, und ebenso die Feststellung, daß Ärzte hier in der Regel sehr zurückhaltend sind.

Jüngere Ärzte forderten in der Studie vor allem verbindliche gesetzliche Regelungen, ältere betonten die Schwierigkeit, Sterbehilfe mit dem ärztlichen Gewissen in Einklang zu bringen.

Was kann, was sollte geschehen, um das, was an der jetzigen Situation unbefriedigend ist, zu verbessern? Heilen und Leben erhalten behalten als vorrangige Ziele ärztlichen Handelns unverändert Gültigkeit, aber schon in der Ausbildung sollte den angehenden Ärzten vermittelt werden, daß der Tod als natürliches Ende des Lebens nicht unter allen Umständen zu bekämpfen ist und daß beim Sterbenskranken Trösten und Beistehen dem Heilen und Lebensretten gleichrangige Aufgaben für den Arzt sind.

Nach wie vor besteht dringender Anlaß, die Ausbildung in Schmerztherapie zu verbessern und auf den Standard zu bringen, den sie in England und Skandinavien schon längst hat. Mancher Gedanke und Wunsch nach aktiver Sterbehilfe würde gar nicht erst aufkommen, wenn eine optimale Schmerztherapie geboten wird.

Natürlich müssen in der Ausbildung auch die in diesen Bereich fallenden juristischen Probleme erörtert werden, nur nicht in einer Form, die zu unsinnigem diagnostischen und therapeutischen Handeln verleitet.

Schließlich ist darüber nachzudenken, welche Hilfen für die oft schwierige Gesprächsführung gegeben werden können, wenn es zum Beispiel darum geht, mit Angehörigen oder auch mit dem Patienten selbst über Fortsetzung oder Abbruch der Behandlung in aussichtsloser Situation zu sprechen.

Ein eigenes Erlebnis hat mir gezeigt, daß auch eine solche Empfehlung leichter ausgesprochen als realisiert ist. Ein mir befreundeter junger niederländischer Arzt hatte mir erzählt, daß man an der Universität Amsterdam derartige Gespräche im Rollenspiel übt. Eines Tages berichtet er, er habe mit einem Patienten ein »bad news-Gespräch« geführt. Auf meine Frage, ob ihm das eigentlich schwerfalle, antwortete er beinahe erstaunt: »Nein, das haben wir doch gelernt.« Ich hatte das Gefühl, daß hier etwas zur Technik zu werden drohte, was ohne ein ausreichendes Maß an Empathie doch niemals seinen Zweck erfüllen kann.

Was für die ärztliche Ausbildung gilt, ist in angepaßter Form auf die Ausbildung anderer Mitarbeiter im Gesundheitswesen zu übertragen, vor allem auf die der Pflegekräfte. Diese tragen in der Regel die Hauptlast, wenn es um Sterbebegleitung geht, und sind damit sowohl nach Lebenserfahrung als Lebensalter oft überfordert.

Eine wichtige Basis für solche Einzelmaßnahmen besteht darin, die Gesamtbevölkerung dazu zu bringen, den Tod wieder als das natürliche Ende des Lebens zu begreifen, ihn nicht als Feind zu sehen, den es mit allen Mitteln zu bekämpfen gilt. Das wiedererwachende Interesse an Problemen wie Sterbehilfe und Sterbebegleitung könnte und sollte dafür genutzt werden.

»Wie kann es der Arzt mit seinem Gewissen vereinbaren, etwas mit allen Mitteln am Leben zu erhalten, was dazu nicht mehr fähig ist?« hat Adenauer drei Tage vor seinem Tod den jungen Arzt gefragt, der bei ihm Nachtwache hielt, und zu seinen Kindern, die an seinem Sterbebett standen, sagte er im Kölner Dialekt: »Do jitt et nix to kriesche« – Es gibt keinen Grund zu weinen.

Man wird nicht von jedem Menschen die Einsicht und Gelassenheit eines 91Jährigen erwarten können, und auch zur Gottergebenheit des Mittelalters werden in der völlig veränderten Situation einer säkularisierten Welt nicht viele Zugang finden. Aber eines könnten und sollten wir als Menschen unserer Zeit tun: Die Realitäten zur Kenntnis nehmen, akzeptieren, daß wir alle sterblich sind, trotz enorm erweiterter Lebensspanne geblieben sind, und sollten nach bestem Vermögen so leben, daß wir eines Tages mit Gelassenheit das Leben lassen können.

Verzeichnis der Autoren

Gordijn, Dr. Bert, Dozent für Ethik, Philosophie und Geschichte der Medizin an der Katholischen Universität Nimwegen

Gründel, Dr. Johannes, Professor für Moraltheologie an der Universität München

Hoerster, Dr. Norbert, Professor für Rechts- und Sozialphilosophie an der Universität Mainz

Mattheis, Dr. Ruth, em. Professorin für Sozialmedizin an der FU Berlin

Robbers, Dr. Gerhard, Professor für Öffentliches Recht, Kirchenrecht und Rechtsphilosophie an der Universität Trier

Schlaudraff, Udo, Pastor, Mitarbeiter am Zentrum für Gesundheitsethik an der Evangelischen Akademie Loccum

Schreiber, Dr. Hans-Ludwig, Professor für Strafrecht und Allgemeine Rechtstheorie an der Universität Göttingen

Verzeichnis der Herausgeber

Gose, Walther, Sekretar der Ethik-Kommission der Caritas-Trägergesellschaft Trier e.V.

Hoffmann, Dr. Herbert, Direktor der Katholischen Akademie Trier

Wirtz, Dr. Hans-Gerd, Akademiedozent an der Katholischen Akademie Trier